HISTOIRE

DE LA

PHARMACIE A LYON

Origine de la corporation des apothicaires de cette ville
et développement des Sociétés pharmaceutiques lyonnaises

(AVEC GRAVURE)

PAR

J. VIDAL

PHARMACIEN DE 1re CLASSE
ANCIEN PRÉSIDENT DE LA SOCIÉTÉ DE PHARMACIE DE LYON
MEMBRE DU CONSEIL D'HYGIÈNE ET DE SALUBRITÉ PUBLIQUE
DU RHÔNE
OFFICIER D'ACADÉMIE, etc., etc.

LYON
ASSOCIATION TYPOGRAPHIQUE
Rue de la Barre, 12. — F. PLAN, directeur.

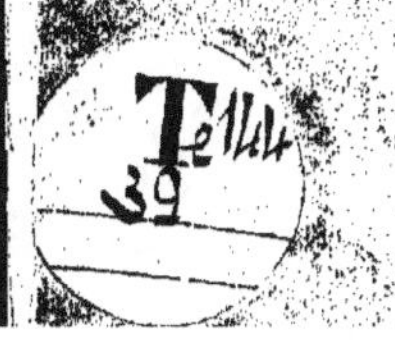

DU MÊME AUTEUR

Manuel d'hygiène rurale, à l'usage des municipalités, des écoles et des populations de la campagne, in-8 de 250 pages.

Broché........ 3 fr. — Cartonné.. 3 fr. 50

Du service des eaux alimentaires dans les campagnes,
brochure in-8.

HISTOIRE

DE LA

PHARMACIE A LYON

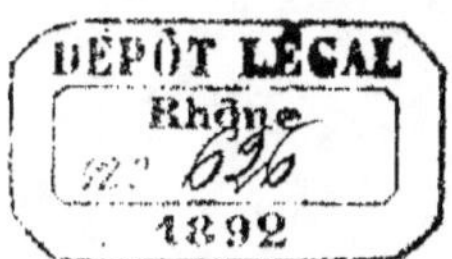

PAR

J. VIDAL

PHARMACIEN DE 1re CLASSE HONORAIRE
MEMBRE DU CONSEIL D'HYGIÈNE DU RHÔNE
ANCIEN PRÉSIDENT DE LA SOCIÉTÉ DE PHARMACIE DE LYON
OFFICIER D'ACADÉMIE, etc., etc.

LYON

ASSOCIATION TYPOGRAPHIQUE

Rue de la Barre, 12. — F. PLAN, directeur.

—

1891

HISTOIRE

DE LA

PHARMACIE A LYON

———

Faire l'histoire de la pharmacie à Lyon depuis les temps les plus reculés n'est pas chose facile, par la simple raison que les documents de cette époque font défaut. En effet, c'est à partir seulement de la première moitié du XVIe siècle que l'on trouve la trace des attributions et des luttes des apothicaires de notre ville.

Jusque-là, à Lyon comme partout en France, la pharmacie était confondue avec l'épicerie. Si les maîtres apothicaires de Paris, après avoir fait partie pendant longtemps d'un des quatre corps de métiers jurés ayant droit à la nomination des prévôts des marchands, possédant des armoiries et des suisses en livrée, et jouissant de la faveur du tabouret devant le roy, avaient fini par obtenir des règlements particuliers qui les séparaient complètement de la corporation des épiciers, il n'en était pas de même en province, où bien des villes avaient des franchises et des libertés spéciales. Les apothicaires de Lyon ne formaient pas encore une corporation ayant des règlements propres, chacun était libre de s'établir dans cette ville *espicier-apoticaire* sans avoir à subir au préalable des épreuves, et ils n'avaient point de jurés spéciaux nommés par eux pour les représenter et pour soutenir leurs droits.

Mais déjà en 1519, ils commençaient à faire entendre leur voix et à s'agiter afin d'acquérir leur part de privilèges. L'un des apothicaires de Lyon, des plus ardents sans doute, Jehan Gauthier donna le branle ; il ne craignit pas dans une fête communale, lors de l'installation des magistrats consulaires, de s'avancer au milieu de la nef et de protester, au nom des artisans dont il était le procureur, contre la validité de l'élection, réclamant l'appui du notaire royal pour enregistrer sa protestation. On voit que la lutte sociale entre les artisans et les bourgeois, de nos jours très aiguë, est loin d'être nouvelle, par ce que la classe ouvrière a toujours été souffreteuse.

Jehan Gauthier, exclu par sa profession d'apothicaire des droits réservés aux métiers jurés et de faire partie du consulat, était soutenu dans sa lutte par d'autres procureurs d'artisans et même par quelques magistrats consulaires ; mais il succomba malgré son énergique résistance, et il fut condamné « à venir en chemise devant le portail de Saint-Nizier, un jour de marché, faire amende honorable, à payer une amende de 100 livres au Roy, de 500 livres aux conseillers et à la prison jusqu'au paiement de cette amende », mais notre vaillant devancier ne se tint pas pour battu, et il transporta vaillamment à Paris, près du Parlement chargé du procès de la ville, le foyer de ses plaintes et de son opposition. Il faut lui rendre cette justice que ses revendications devaient par la suite porter leurs fruits, comme nous le verrons, au profit de ses successeurs.

Les maîtres apothicaires de Lyon ne formant pas une corporation, ainsi que nous l'avons dit, et n'ayant pas de maîtres jurés, se trouvaient fort embarrassés dans beaucoup de circonstances, ils avaient surtout beaucoup de peine pour obtenir le paiement des drogues qu'ils délivraient aux malades connus ou inconnus, et après la terminaison des maladies ils se trouvaient presque toujours en présence de lenteurs, de formalités, de refus et de procès. Mais l'exemple de Paris ne pouvait manquer d'attirer leur attention. En 1557, ils remontrèrent aux consuls que dans l'intérêt de la santé publique il importait qu'ils fussent pourvus de bonnes drogues, soit pour le service des malades, soit pour en fournir à la plupart de leurs confrères du royaume, que pour obtenir ce résultat il était nécessaire qu'ils pussent exiger facilement le paiement de ce qui leur était dû, et qu'il leur fût accordé de nommer deux jurés, comme cela se passait dans les villes de Paris, Toulouse, Rouen et Orléans, lesquels, après avoir prêté serment, visiteraient les drogues et vérifieraient les comptes des apothicaires, dont le paiement serait dès lors immédiatement exigible sans autre forme de procès.

Par lettres patentes en date du 26 octobre 1571, le roi Charle IX accéda à la demande de ses bons apothicaires de la ville de Lyon. Cette ordonnance fut le point de départ de la création dans notre ville des maîtres apothicaires jurés dont nous verrons grandir peu à peu les pouvoirs.

A la suite de cette ordonnance, les consuls échevins de Lyon investirent les deux apothicaires, *Agnus Benoît* et *Nicolas Coquet* du droit de visiter les drogues et les médicaments, et de régler les comptes qui seraient contestés. C'était le premier pas vers la nomination des jurés par les maîtres apothicaires eux-mêmes; aussi nous avons tenu à conserver les noms des deux premiers qui ont eu cet honneur.

Quelques années plus tard, en 1588, les apothicaires personnellement établis et constitués hommes honorables, dont nous devons conserver les noms comme étant ceux des véritables fondateurs de notre société actuelle : Jean Bugnet, Joachin Volan, Jacques Ferrier, Marc Charlin, Jean Eymard, Joseph Barret, Jean Masse, Nicolas Verdan, Mathieu Cheurrier, Jacques Cailler, Gilles Chastillon, Jean Bissallard, Guillaume Bugnet, François Panellon, Raphaël Marflange, Noël Palleron, Baptiste Viau, Claude Tamizier, Guillaume Rousset, Simon Bourgeois, Jacques Charlin, Alexandre Lainny, Michel de Saint-Pol, Pierre Roulet, Philibert du Bergier, Antoine Daudigné, Bastien George, Marc de Nuilli, Claude Colin, Nicolas Fouchier, Guillaume Nesmes, A. du Troucy, se basant sur l'importance de leur art qui n'avait pas, comme les autres professions, de jurés nommés par eux et sur ce que plusieurs compagnons ignorant ledit art ouvraient boutique au grand préjudice de la santé publique, sous prétexte que la ville de Lyon n'avait point d'apothicaires jurés comme à Paris et dans d'autres villes du Royaume, et qu'aucun règlement ne le leur interdisait, présentèrent aux consuls de la ville un projet de règlement, calqué en partie sur celui de Paris, et dans leur séance du mois d'août, avec l'autorisation de MM. du tribunal, nommèrent de leur bonne, pure, franche et libérale volonté, les maîtres apothicaires, Nicolas Verdan, Jean Bugniet et Mathieu Cheurrier procureurs généraux et spéciaux, avec pouvoir de les représenter, de faire les visites et de poursuivre, etc. Ils s'engageaient même, par hypothèque sur leurs meubles et immeubles, à rembourser tous les frais justifiés que leurs élus pourraient faire au profit de la communauté.

Ce projet de règlement fut soumis aux autorités, discuté, finalement adopté de part et d'autre, et enfin sanctionné par lettres patentes du roy Henry IV, en date de décembre 1596 (1).

Dès ce moment la corporation était constituée à Lyon ; en effet, l'article premier reconnaît pour suffisants et capables tous les apothicaires qui tiennent actuellement boutique en la ville de Lyon depuis un an au moins, sous la condition de se présenter au prochain consulat pour être certifiés tels et enregistrés, après avoir prêté serment, comme cela se pratiquait pour les autres métiers, de bien exercer leur état et de vendre de bonnes drogues.

Ce règlement fut confirmé en 1603, et le roy Louis XIII ratifia, en 1622, les édits, déclarations et ordonnances de son père, par lettres patentes scellées du grand sceau royal en cire verte retenu par des cordons en laine, dont les belles couleurs semblent dater de quelques jours, et peuvent défier malgré leur ancienneté nos couleurs plus brillantes mais moins durables dérivées de l'aniline.

Enfin, en 1658, les maîtres apothicaires de Lyon, au nombre de vingt-sept, dont le doyen était Jacques Verdan,

____

(1) Archiv. de la Société de Pharmacie.

demandèrent la revision du règlement et présentèrent un projet au prévôt des marchands et échevins de la ville. Ce règlement écrit sur beau parchemin fut approuvé en 1659, et imposa à la compagnie la nomination de deux jurés chargés d'assister les magistrats députés du collège de médecine dans l'inspection des officines, de représenter la société en toutes circonstances, et de veiller à l'exécution des clauses de ses statuts.

Nous croyons intéressant d'insérer en entier ce règlement qui reproduit en grande partie celui de 1596, parce qu'il nous initie aux mœurs et aux coutumes professionnelles de nos devanciers, qu'il montre les efforts de la corporation pour s'élever dans la hiérarchie sociale, et qu'il a été jusqu'en 1777 le code de la pharmacie lyonnaise.

1. — Premièrement, la Compagnie des maîtres apothicaires sera convoquée une fois l'année au bureau desdits maîtres, le quinzième décembre, suivant l'ancienne observation, statuts et coutumes, pour élire deux jurés.

2. — Lesdits jurés prêteront le serment conformément au privilège accordé et confirmé par les roys avant de pouvoir exercer leur charge, et pour taxer ensuite toutes parties, visiter les drogues et les compositions et agir contre ceux qui contreviendront au présent règlement.

3. — La communauté des maîtres apothicaires passera une procuration aux susdits jurés quand il s'agira d'affaires importantes, dans lesquelles ils ne pourront transiger ni accorder ; ils seront obligés d'assembler la Compagnie tous les mois une fois pour donner connaissance de ce qui se passera et prendre le sentiment de la Compagnie.

4. — Lesdits jurés auront pouvoir et puissance de visiter une fois l'année, à heure non prévue, les drogues et compositions avec l'assistance des magistrats et des députés du Collège de médecine.

5. — Et pour marque d'honneur à ceux qui seront choisis par la Compagnie pour exercer ladite charge de jurés, ils auront chacun deux voix dans toutes les assemblées où l'on délibèrera, tant pour les affaires de la Compagnie que pour la réception des aspirants.

6. — Lesdits jurés seront tenus de fournir tous les frais qu'il conviendra de faire et de les avancer pour le maintien et observation du présent règlement.

7. — Seront tenus les jurés qui succèderont de rembourser les avances faites pour les procès ou autres affaires de la communauté à ceux qui sortiront de charge, après que les comptes auront été examinés préalablement et arrêtés par quatre députés nommés à la majorité des voix des maîtres; ces députés seront nommés au moment de l'élection des jurés.

8. — Lesdits jurés nouvellement élus ne pourront se dire jurés ni faire acte valable jusqu'après le remboursement des avances faites par les jurés sortant de charge, ou au moins dans le délai de trois mois après que les comptes auront été arrêtés, lequel délai leur sera donné pour exiger la répartition entre chacun faite par les députés entre tous les membres de la Compagnie.

9. — Quand par nécessité ou par autre occasion, il y aura lieu de convoquer la communauté, tous les maîtres seront tenus de se trouver au bureau à l'heure indiquée, autrement et à défaut chacun des absents sera tenu de payer la somme de 10 livres pour les pauvres de l'Hôtel-Dieu, excepté en cas de maladie ou d'absence de la ville, et si le nombre des présents forme avec les jurés la majorité, les résultats des délibérations prises seront tenus aussi bons et valables que si tous les membres de la communauté avaient été présents.

10. — Aux assemblées qui se font, les jurés auront la préséance, et chacun des autres maîtres sera placé selon son rang de réception, ainsi qu'il sera porté par le tableau ; ils ne pourront opiner de même que selon leur rang à commencer par les jeunes et derniers reçus en cas qu'il s'agisse d'acte d'aspirants, et par les anciens en cas d'affaires ou de difficulté survenue.

11. — Nul ne pourra être reçu maître juré qu'il n'ait tenu boutique pendant le temps de huit années, à compter depuis l'expédition et les signatures des lettres de réception

12. — Les maîtres ne pourront avoir qu'un apprenti, qui

sera instruit aux premières lettres, et le temps de l'apprentissage sera de quatre années, trois pour le moins.

13. — Lesdits apprentis ne pourront quitter le service de leurs maîtres pendant le temps fixé par leur contrat d'apprentissage, ni même entrer au service d'aucun autre, si ce n'est avec le vouloir et le consentement exprès du maître qui l'a pris le premier en apprentissage, sous peine d'être déchu du droit de se faire recevoir ensuite maître de pharmacie dans la ville de Lyon, d'amende arbitraire et d'autres peines portées par les ordonnances.

14. — Ne pourront également les maîtres prendre et recevoir à leur service les apprentis des autres, sans être dûment informés du congé obtenu, sous peine d'être regardés comme contrevenants au présent règlement, et d'être poursuivis comme tels.

Nota. — La Cour du Parlement, par un arrêt du 19 avril 1660, portant vérification des présents statuts, a ordonné, touchant le présent article, que les maîtres ne pourront prendre un apprenti qui aura quitté un autre maître sans congé, avant le temps fixé et sans le consentement des maîtres jurés.

15. — Lesdits apprentis, en entrant en apprentissage, feront l'aumône de deux écus aux pauvres de l'Hôtel-Dieu.

16. — Ils ne pourront prétendre à la maîtrise dudit art sans justifier de leur apprentissage dans la ville de Lyon ou dans une autre ville du royaume, et sans montrer des attestations de service pendant quatre années, et en même temps les preuves et certificats de bonne vie, mœurs et religion catholique.

17. — Les prétendants à l'état de maître apothicaire, après avoir satisfait aux conditions indiquées ci-dessus, auront un jour fixé pour être examinés ; ils payeront aux jurés et à chacun des autres maîtres qui auront assisté aux examens et aux autres épreuves jusqu'à la clôture des lettres de réception, ce qu'il est d'usage de donner depuis toute ancienneté.

18. — Les examens se feront pendant quatre mois ; il y aura un examen par mois, et les maîtres qui assisteront devront les interroger en commençant par les derniers reçus et selon leur rang.

19. — Aucun des parents ou alliés de ceux qui désireront parvenir audit état, soit médecin, pharmacien ou chirurgien, ne pourra assister aux délibérations sur les épreuves pour éviter toute faveur qui pourrait se produire.

20. — Les chefs-d'œuvre, qui seront aussi au nombre de quatre, seront tirés au sort en présence des maîtres assistant au dernier examen, en piquant dans le livre où seront inscrites les compositions choisies par la Compagnie des maîtres.

21. — Ces chefs-d'œuvre seront finis et présentés dans le délai fixé selon le temps que ces médicaments exigeront pour être préparés selon l'exigence de l'art.

22. — Ces chefs-d'œuvre ne pourront être empruntés ni achetés ; les aspirants seront obligés de les préparer eux-mêmes, afin qu'il soit possible de juger de leur expérience.

23. — Les conducteurs des aspirants ainsi que les parents de ceux-ci ne pourront assister aux délibérations concernant la réception ou le refus du postulant, aux actes des examens comme à ceux des chefs-d'œuvre.

24. — Les aspirants qui seront reçus payeront, quand on leur délivrera la lettre de réception, la somme de 50 livres, pour aider à subvenir aux frais de la communauté des maîtres apothicaires, et ils feront l'aumône de deux écus pour les pauvres de l'Hôtel-Dieu.

25. — Les maîtres jurés ne pourront délivrer la lettre de réception qu'après avoir préalablement vu et reconnu la signature de tous les maîtres.

26. — Les nouveaux maîtres, quoique admis, ne pourront ouvrir boutique qu'après avoir satisfait aux conditions ci-dessus, et ils devront inviter les jurés à assister à l'ouverture de leur boutique.

27. — Les maîtres nouvellement admis seront obligés d'assister les jurés et d'exécuter ce qui leur sera ordonné concernant les affaires de la communauté jusqu'à ce qu'il y ait d'autres admis.

28. — Les fils des maîtres ne seront pas soumis à tous les actes imposés par le règlement. Ils n'auront à subir qu'un examen et à présenter qu'un chef-d'œuvre, sans être exempt

toutefois des certificats de bonne vie et mœurs et de l'apprentissage de deux ans ; ils ne payeront que la somme de 30 livres.

29. — Les veuves des maîtres apothicaires pourront tenir boutique ouverte et exercer la profession pendant le temps de leur veuvage; elles ne payeront que la moitié des sommes réparties pour le remboursement des avances que les jurés auront faites ou que les nouveaux élus ont coutume d'exiger de chaque maître.

30. — Ces veuves ne pourront céder leur privilège de tenir boutique, elles la tiendront elles-mêmes assistées du serviteur résidant actuellement à leur service, et elles seront obligées d'appeler les maîtres jurés pour examiner les dispensations et les confections qui seront faites pour l'usage de leur boutique, en outre, elles ne pourront tenir ni recevoir aucun apprenti.

31. — Les apothicaires ne pourront faire ni même vendre dans la ville et les faubourgs, des cierges, des chandelles, des flambeaux ni des torches, même les ciergiers qui en font profession publique, sinon de cire pure, sans y mêler de la poix, résines ou autre chose semblable, sous peine pour les contrevenants de la confiscation de leurs ouvrages, de la cire, et de 20 écus d'amende ou autrement, selon ce qu'il plaira aux magistrats assistant à la visite que les maîtres ont l'habitude de faire, et le tout sera appliqué au profit des pauvres de l'Hôtel-Dieu.

32. — Il est interdit à toute personne habitant la ville ou les faubourgs, en dehors des maîtres apothicaires matriculés, d'exercer l'art de la pharmacie, de faire, tenir ou vendre compositions, confections, emplâtres, huiles, onguents, sirops et autres préparations, tant galéniques que chimiques concernant ledit art d'apothicaire sous peine de confiscation des marchandises et d'une amende de 100 livres applicable partie aux dénonciateurs et partie à l'Hôtel-Dieu.

33. — Il est défendu à tous les apothicaires de vendre aucune drogue simple ou mélangée qui soit vénéneuse qu'à des personnes légalement honorables et connues, ou à celles

qui par état sont obligées de se servir de ces drogues, sous peine d'être personnellement responsables des inconvénients qui pourraient en résulter.

34. — Aucun résultat d'assemblée ne pourra être valable s'il n'est inscrit sur le livre de la Compagnie et signé par la majorité des maîtres.

35. — Nul ne pourra s'associer qu'avec un maître de la Compagnie, si ce n'est les pères qui pourront s'associer avec leurs fils.

36. — Si un des membres de la communauté des maîtres contrevient au présent règlement soit en ne se conformant pas aux arbitres, soit en révélant ce qui se sera passé dans les assemblées, soit en prêtant son nom pour protéger ceux qui peuvent être accusés de contravention, le fait étant vérifié, il sera pour la première fois censuré en présence de toute la Compagnie et contraint de payer la somme de 50 livres aux pauvres de l'Hôtel-Dieu, pour la seconde fois, passible d'une amende de 200 livres et pour la troisième fois exclu du privilège et du bénéfice du présent règlement de maîtrise.

37. — Les jurés seront obligés de tenir la main à ce que les contrevenants soient punis conformément aux articles précédents, autrement, leur connivence étant prouvée, ils seront tenus et poursuivis comme contrevenants.

38. — Aux assemblées qui se tiendront, il ne se commettra ni se proférera aucun blasphème ni aucune parole offensive vis-à-vis l'un de l'autre, tous vivront et discuteront avec respect, bonne intelligence et amitié sous peine pour les contrevenants d'une amende de 2 écus au profit des pauvres de l'Hôtel-Dieu.

39. — Si un serviteur quitte un maître, il ne pourra rentrer au service d'un autre sans le consentement par écrit du premier, et aucun autre ne pourra le prendre à son service sans ce consentement, sous peine pour le maître contrevenant de payer la première fois une amende de 10 écus et la seconde fois de 20 au profit des pauvres de l'Hôtel-Dieu.

40. — Il ne sera permis à aucun maître de taxer ses comptes de quelque façon que ce soit sans les faire vérifier par

les maîtres jurés, conformément au présent règlement, sous
peine de payer l'amende de 4 écus au profit des pauvres
de l'Hôtel-Dieu et d'être privés du règlement de leurs
comptes.

41. — Si un d'eux refuse de se soumettre au présent réglement et contrevient en quelque façon aux privilèges accordés
par les roys, il sera rayé et biffé de la matricule du corps desdits maîtres apothicaires et privé du bénéfice du règlement,
son nom ne pourra être mis au tableau, ni mis au nombre des
maîtres apothicaires, sans préjudice de l'amende passible au
profit des roys.

42. — Tous les maîtres présents et à venir s'engagent par
serment à observer le présent règlement selon sa forme et sa
teneur, et à ne pas y contrevenir directement ou indirecte-
ment, de quelque manière que ce soit, en outre, chacun d'eux
est tenu d'y apposer sa signature (1).

Comme on le voit dans ce règlement, très complet pour
l'époque, nos devanciers ont cherché à prévoir toutes les difficultés qui pourraient surgir, aussi il est facile de comprendre
que dans la suite leurs successeurs se soient inspirés de leurs
idées, pourvues sur bien des points d'un grand bon sens.

Sans doute, certains articles sont empreints d'exagération,
mais il faut tenir compte du temps et des mœurs. Aujourd'hui
nous ne pourrions admettre qu'un pharmacien soit obligé de
faire vérifier les comptes de ses clients ordinaires, et pourtant
l'établissement d'un tarif obligatoire demandé de nos jours
par de nombreux pharmaciens se rapprocherait beaucoup de
la condition imposée à nos devanciers; la défense de prendre
plusieurs apprentis ou de recevoir à son service un élève sortant d'une autre pharmacie sans le consentement du premier
patron paraîtrait exhorbitante; aujourd'hui que les séances
de sociétés sont devenues à peu près partout, pour ainsi dire,
publiques, il serait difficile d'interdire aux membres d'une
Société de dire ce qui s'y passe.

D'autres articles, tels que l'article 16, qui obligeait l'aspi-

(1) Archiv. de la Société de Pharmacie.

rant à la maîtrise à produire un certificat de religion catholique
et qui avait pour but, en partie, d'empêcher les hérétiques
d'entrer dans la communauté des apothicaires, si nous nous
en rapportons au procès-verbal suivant signé par Gavinet, de Jussieu et Flurant : « Nous soussignés, maîtres
apothicaires, assemblés dans notre chambre ordinaire,
avons reçu Jean Malinas aspirant à la maîtrise, en conséquence de son *abjuration* et du certificat de la confession
et de la sainte communion qu'il a reçue par les mains du
Révérend Père Colonia, de la Compagnie de Jésus, comme
aussi de son attestation de bonnes vie et mœurs, religion
catholique, apostolique et romaine et différents certificats des
maîtres chez lesquels il a exercé la profession, et lui avons
donné jour pour son premier examen dans six semaines environ, a Lyon, le sixième avril 1705 », et l'article 38, qui interdisait, sous peine d'amende, de proférer un blasphème dans
une assemblée, ou de manquer d'égard vis-à-vis d'un confrère,
peuvent faire sourire les uns et même faire hausser les épau-
les à d'autres, dans notre siècle d'indifférence, de scepticisme
et d'esprits forts ; pour notre part, nous aimons mieux admirer
la naïveté de nos devanciers, qui croyaient enchaîner l'individu non seulement par l'intérêt matériel, mais encore par
un sentiment respectable de haute moralité.

Munis de ce règlement, qui les plaçait dans Lyon au rang des
états jurés, qui leur assurait par conséquent le paiement de
leurs fournitures, leur reconnaissait le droit exclusif de vendre
des médicaments, leur permettait de signaler et de réprimer
les abus et leur accordait le privilège de recevoir les nouveaux maîtres, les apothicaires croyaient avoir assuré leur
avenir ; malheureusement ils étaient loin de compte, ils
avaient à lutter contre les parasites de toute sorte, contre
l'Hôtel-Dieu, contre les médecins, qui se prévalaient de la
suzeraineté qu'à la demande de la Faculté, Philippe de Valois
avait donnée en 1336 aux médecins de Paris sur les apothicaires, contre les chirurgiens, parfois même ils avaient à
lutter contre quelques-uns des leurs, qui étaient défaillants
malgré la rigueur des articles 36 et 41.

La lutte contre l'Hôtel-Dieu datait déjà de longtemps. L'Hôtel-Dieu de Lyon, ou grand hôpital fondé en 542 sur les courtines du Rhône par Childebert, fils de Clovis, n'avait point d'apothicaire dans sa maison en 1523 ; l'achat des drogues pour les besoins des malades était fait du consentement du receveur économe chez l'épicier désigné. En 1528, les apothicaires et les épiciers se chargèrent de fournir gratuitement les médicaments aux pauvres de l'Hôtel-Dieu, au moyen des ressources que leur procurait la confrérie de « Notre- Dame-de-Pitié-du-Pont-du-Rhône », qu'ils avaient établie sous ce vocable dans l'église de l'Hôtel-Dieu, mais, peu après, cette mesure ne parut pas suffisante aux recteurs, et ceux-ci nommèrent le sieur *Simon de Beaulieu* apothicaire sédentaire dans la maison, au prix de *dix-huit livres par an*, outre la nourriture.

En 1551, la pharmacie de l'Hôtel-Dieu se trouvant dépourvue de médicaments, les apothicaires proposèrent de l'approvisionner au fur et à mesure des besoins, à la condition qu'ils jouiraient du droit de *grabeau*, c'est-à-dire du droit de douane sur les drogues et les épiceries, qui avait été établi pour éviter les contraventions sur la qualité des produits, attendu que « plusieurs marchands étrangers, vacabons, n'ayant aucun domicile, s'efforçaient de vendre plusieurs poudres, saffran et drogues falsifiées, faisant plusieurs poudres de pailles et poussières qui sortent des guerbelettes ou cribleurs » ; mais ce droit de grabeau leur fut enlevé et les consuls le cédèrent aux recteurs de l'Hôtel-Dieu (1).

Les apothicaires nommaient eux-mêmes le chirurgien de l'Hôtel-Dieu ; mais comme les recteurs cherchaient à éliminer peu à peu toute ingérence étrangère à leur administration, ces derniers contestèrent ce droit en 1614 ; les apothicaires soutinrent leurs droits avec opiniâtreté et l'intendant de Lyon leur donna raison. Les recteurs, mécontents, en appelèrent au gouverneur, qui en dernier lieu leur donna gain de cause ; toutefois, eu égard aux services rendus par les apothicaires,

____

(1) *Histoire de l'Hôtel-Dieu*, par Dagier.

il ordonna que si le chirurgien manquait au respect qui leur était dû dans l'exercice de leurs fonctions, ou ne faisait pas l'emploi légal des médicaments qu'ils fournissaient, ceux-ci auraient le droit de le destituer. C'était une fiche de consolation en attendant que ce droit leur fût enlevé.

Plus tard, en 1619, les apothicaires préfèrent abandonner les revenus de la confrérie de la chapelle de la Madeleine plutôt que de continuer à fournir la pharmacie de l'Hôtel-Dieu, et les recteurs prennent définitivement possession de la pharmacie qu'ils doivent désormais administrer eux-mêmes. Pour se venger, sans doute, de ce qu'on leur avait enlevé successivement le droit de grabeau, la fourniture des médicaments et l'administration de la pharmacie, les apothicaires composant la confrérie de la Madeleine, établie de toute ancienneté dans l'église de l'Hôpital, forment le projet de transférer leur confrérie dans l'église des Carmes et d'y offrir le pain bénit. C'était une cérémonie importante, paraît-il, qui devait attirer du monde, puisque chaque membre, à tour de rôle, tenait à avoir cet honneur, ou du moins remplissait cette obligation d'une manière plus ou moins large ; ainsi, nous voyons qu'en 1728 de Jussieu a fait dire la messe sans pain bénit, qu'en 1741 Gavinet a fait de même, tandis que Flurant, en 1754, a fait dire la messe et en même temps a donné le pain bénit ; l'année suivante, c'était le tour de Mercier, et ainsi de suite.

Mais les recteurs de l'Hôtel-Dieu ne voulant pas priver leur chapelle de ces cérémonies qui devaient être une source de revenus, et qui, d'ailleurs, tenaient une grande place dans les actes des sociétés, puisqu'en 1712 un acte consulaire avait réglé définitivement le cérémonial qui devait être observé lorsque le prévôt des marchands et les échevins se rendaient en corps à l'Hôtel-Dieu pour la réception du chirurgien et du pharmacien, s'opposèrent au projet des apothicaires, et les consuls défendirent à ces derniers de faire dire leur messe et d'offrir le pain bénit ailleurs que dans l'église de la Madeleine.

Tous ces avantages ne pouvaient suffire aux adminis-

trateurs ; déjà en 1690, sous prétexte qu'ils étaient mécontents des garçons apothicaires, ils les avaient remplacés
par cinq sœurs, et ils obtinrent par lettres patentes en date
de 1694, que les compagnons apothicaires qui auraient servi
pendant six années consécutives dans le grand Hôpital pourraient être reçus maîtres apothicaires de la ville de Lyon, et
jouir des privilèges et des prérogatives de ceux-ci, sans
subir toutes les épreuves et après un seul examen passé dans
l'Hôpital, en présence d'un médecin, du plus ancien apothicaire et du prévôt des marchands.

En conséquence de ce droit conféré par ces lettres patentes,
le 6 février 1694, Jean-Baptiste le Boiteux, dit Sainte-Aline,
fut examiné en qualité de principal pharmacien à l'Hôtel-
Dieu, pour y gagner la maîtrise après son service de six
années, Bertaud étant le doyen garde juré ; mais ce n'était
pas sans protestations que les choses se passaient ainsi, et en
1706, pour terminer le différend survenu entre elle et le sieur
Bonnefoy (Jean), la Compagnie des apothicaires conféra à
celui-ci les droits de maîtrise, à commencer du jour seulement de la réception, à cause des services qu'il avait rendus
en servant les pauvres en qualité d'apothicaire, conformément
aux règlements de Sa Majesté ; mais si les apothicaires de
l'Hôtel-Dieu étaient reçus maîtres malgré la volonté des
apothicaires de la ville, ils ne faisaient pas partie de leur
Compagnie.

Ces tiraillements entre la Compagnie et l'Hôtel-Dieu, et
les contraventions incessantes de celui-ci, devinrent la source
de nombreux procès ; déjà en 1658, la Compagnie appelée à
délibérer au sujet du procès pendant entre elle et l'Hôtel-
Dieu-du-Pont-du-Rhône, s'en remettait au jugement de M. le
Président lieutenant général.

En 1722, la Compagnie décida qu'il y avait lieu de poursuivre notamment l'Hôtel-Dieu et la ville jusqu'à arrêt définitif ; mais il n'était pas facile de faire rentrer l'Hôtel-Dieu
dans le devoir imposé par les règlements ; en 1731, la communauté chargea le maître Malinas de se rendre à Paris pour
suivre cette affaire et vota la somme de 400 livres, payable

au départ de ce confrère, pour frais de voyage et de procès, plus 400 livres pour frais de séjour à Paris pendant un mois ; en outre, la somme de 500 livres lui était promise à titre de gratification, si pendant son séjour il terminait l'affaire et gagnait le procès. Comme l'affaire traînait en longueur avant d'être mise au rôle, une nouvelle somme de 400 livres fut votée pour prolongation de séjour.

Il paraît que la Compagnie fut très contente de l'issue du procès qui lui donnait gain de cause, et dont la sentence portait qu'il était défendu à l'Hôtel-Dieu de Lyon de vendre aucune composition tant galénique que chimique, puisqu'elle ajouta aux 500 livres de gratification une nouvelle somme de 500 livres.

Mais l'hôpital de Notre-Dame-de-Pitié-du-Pont-du-Rhône n'exécutait pas l'arrêt rendu contre lui, et la Compagnie chargea de nouveau Malinas et Flurant de poursuivre l'appel interjeté au sujet de l'exécution de l'arrêt. En 1743, la Compagnie prend une nouvelle délibération pour obtenir un jugement tant à Lyon qu'à Paris, suivant l'avis de son avocat Voiret.

Le procès durait toujours; en 1747, la communauté ayant été informée que MM. de la Sénéchaussée et Présidial de la Cour de Lyon venaient de rendre une sentence contre les contraventions commises par les recteurs et administrateurs de l'Hôtel-Dieu-du-Pont-du-Rhône, les condamnant à tous les frais de l'instance, à 100 livres d'amende et à 100 livres pour tout dommages-intérêts, décida qu'elle ne pouvait se contenter d'une telle sentence qui n'empêcherait pas l'Hôtel-Dieu de continuer ses agissements, et qu'il fallait en appeler au Parlement; toutefois, sur l'avis de son Conseil, elle dut renoncer à en appeler de cette affaire, qui coûta à l'Hôtel-Dieu la somme de 1,894 livres.

Enfin, en 1768, en présence de la vente de médicaments faite par l'Hôpital au mépris des arrêts du Parlement en dates du 17 juillet 1761 et du 21 août 1769, rendus contre les hospitaliers et les hospitalières, qui maintiennent aux maîtres apothicaires « le droit exclusif de préparer, vendre et débiter tous les remèdes, drogues, onguents, compositions tant galéniques que chimiques, avec défense aux administrateurs de vendre, ni débiter, ni laisser vendre et débiter au public aucune drogue, onguent, ni ouvrage de pharmacie tant galénique que chimique, soit à l'intérieur, soit en dehors de l'Hôpital, sous peine d'en répondre en leur propre et privé nom. » La communauté invita ses syndics à veiller scrupuleusement à l'observation des droits et privilèges de la communauté.

Non seulement l'Hôpital avait la prétention, malgré tous les jugements, de vendre au public des médicaments, mais il voulait encore que l'apothicaire qui était attaché à la maison et qui avait rang de maître fît partie de la Compagnie et, de plus, l'Hôpital aurait voulu s'affranchir de la visite que les jurés avaient le droit de faire concernant les drogues.

La lutte durait depuis soixante ans, et malgré l'arrêt du Conseil d'État de 1731, malgré les jugements de 1739, 1740, 1741, et les arrêts de la Cour de 1761, 1762, 1767, rendus en faveur des apothicaires, l'Hôtel-Dieu continuait toujours à vendre des médicaments. Ces procès incessants ruinaient la Compagnie, bien qu'elle eut gain de cause devant la justice; aussi, en 1783, elle accepta une transaction importante passée entre elle et l'Hôtel-Dieu.

M. Colombier, chevalier de l'ordre du roy, inspecteur des hôpitaux civils de France, désirant terminer toutes les contestations qui divisaient l'Hôtel-Dieu et le corps des apothicaires, fit à ce sujet quelques propositions et chercha de plus à associer la pharmacie de l'Hôtel-Dieu au corps des apothicaires en la transformant en une espèce de dépendance.

Une commission fut nommée, chargée de démontrer que ce n'était qu'avec regret que la Compagnie défendait ses droits contre l'Hôtel-Dieu, et que les apothicaires seraient heureux de venir au secours de cet asile des pauvres. Les syndics avaient pouvoir de rédiger un traité entre les administrateurs de l'Hôtel-Dieu, par la médiation de M. Colombier, et les syndics du corps des apothicaires, au

nom de la Compagnie, par la médiation de Mᵉ Roche, avocat
au Parlement et aux Cours de Lyon. Parmi les clauses propo-
sées par la Compagnie, il y en avait une, la deuxième, ainsi
conçue : « Il sera fait un tarif de toutes les compositions
pharmaceutiques tant galéniques que chimiques ; ce tarif
combiné entre l'Hôtel-Dieu et le corps des apothicaires ser-
vira de règle sans qu'il soit permis de s'en écarter, même
sous prétexte de vendre à un prix inférieur. » La Compagnie
réclamait une rente annuelle et perpétuelle de 4,000 livres,
de plus, l'Hôtel-Dieu devait rembourser tous les frais occa-
sionnés à la Compagnie par les différents procès concernant
l'Hôtel-Dieu et s'élevant à la somme de 16,000 livres.

Après maintes discussions et de nombreux pourparlers, la
Compagnie accepta et enregistra l'accord fait en ces termes
avec le recteur de l'Hôtel-Dieu : « L'administrateur de l'Hôpital général et grand Hôtel-Dieu de Lyon, d'une part ; et le
corps et communauté des maîtres apothicaires de la même
ville, d'autre part ; voulant terminer les contestations pen-
dantes entre eux au Parlement de Paris, au sujet de la vente
de remèdes faite dans la pharmacie dudit Hôpital, nous
convenons de ce qui suit, savoir : qu'il sera passé arrêt du
consentement des parties portant : 1° que l'administration
de l'Hôpital sera et demeurera à l'avenir agrégée à la communauté des maîtres apothicaires de cette ville et mise au
lieu et place d'un seul maître, pour en cette qualité jouir des
mêmes droits et privilèges que les maîtres apothicaires de
ladite ville et vendre publiquement dans l'intérieur de
l'Hôpital seulement et au comptant toute espèce de remèdes,
sans néanmoins être soumise à d'autres visites et inspections
que celles des médecins dudit Hôpital nommés à cet effet
par le bureau de l'administration ; et attendu ladite agrégation, la communauté des apothicaires se désiste du bénéfice des arrêts par elle obtenus contre l'administration de
l'Hôpital ; 2° que pour indemniser ladite communauté des
maîtres apothicaires des frais par elle faits jusqu'à ce jour
et pour les droits d'agrégation de la pharmacie de l'Hôpital,
il lui sera payé par l'administration dudit Hôtel-Dieu, huit

jours après la réception de l'arrêt, une somme de 6,000 livres en un seul paiement et, en outre, *tous les ans celle de 2,000 livres*, franche et exempte de toutes impositions mises ou à mettre ; 3° au moyen de l'acquittement des sommes ci-dessus et spécialement de celle de 2,000 livres chaque année, l'administration de l'Hôtel-Dieu ne sera tenue d'aucune contribution aux dettes et charges de la communauté, ladite somme devant tenir lieu de toutes contributions tant pour le présent que pour l'avenir ; 4° au moyen des sommes nommées à l'article 2, tous frais faits jusqu'à ce jour demeurent compensés entre les parties, à l'exception de ceux de l'arrêt à obtenir et des formalités qu'il conviendra de faire pour son exécution, lesquels seront supportés par l'administration de l'Hôtel-Dieu, qui en fournira expédition en bonne et due forme à la communauté des apothicaires ; 5° Dans le cas où l'administration *cesserait de payer chaque année la somme de 2,000 livres* exprimée à l'article 2, la communauté des apothicaires rentrera dans tous ses droits et la présente agrégation ainsi que l'arrêt et les formalités qui lui donneront sa sanction demeureront *nuls de plein droit et seront considérés comme non avenus.* Fait double à Lyon, le huitième février m il sept cent quatre-vingt-quatre, et ont signé : Messieurs Rambaud, Burton du Chamelet, L. Reboul, Étienne Grannier, J.-M. Degrais, J.-P. Jacob, Mermet, Pelissan, Jacques Tournachon, de Vionnet, B. Charpine, J.-B. Faye, Goudard ; enregistré dans la chambre le 4 mars 1784. Guivaudet cadet, Barre, Menissier, Malinas, Couze, Duclos, Delcaire, Macors, Maréchal, Jordan, Corréard, deuxième syndic, Caratery, Deschamps, Lanoix, premier syndic (1). »

Dans sa séance du 16 juillet suivant, la communauté approuva la transaction ci-dessus et donna pouvoir à son syndic pour que ladite transaction fût passée devant notaire.

Pendant que la Compagnie des apothicaires luttait contre l'Hôtel-Dieu, elle avait à soutenir de nombreux procès contre divers contrevenants et souvent contre les maîtres chirurgiens.

(1) Archiv. de la Société de Pharmacie.

Ces derniers se gênaient si peu, malgré l'ordonnance consulaire de la ville de Lyon rendue conformément à l'article 32 du règlement de la communauté, que le 20 mars 1734, des affiches furent placardées dans les carrefours, faisant savoir que les syndics étaient chargés d'arrêter ces entreprises téméraires.

Les maîtres apothicaires firent imprimer une réplique au factum répandu par Martin et Véran, chirurgiens, qui pratiquaient ouvertement l'art de la pharmacie. « Pendant que Martin et Véran, disaient les apothicaires, donnent des lavements, préparent de ptisanes laxatives, des juleps, des apozèmes et des médecines, qu'arrive-t-il? d'après ce qui est rapporté dans leur factum, les rabilleurs traitent et pansent les dislocatures et les fractures, qui sont les chefs-d'œuvre de la chirurgie ; les barbiers appliquent les cornets ; les faiseurs de brayers et bandages traitent les descentes ; les sages-femmes tirent non seulement les enfants vivants et les enfants contre nature, mais encore les enfants morts ; les arracheurs de dents font toutes les opérations de chirurgie, comme tirer les pierres, coupper les descentes, abbatent la cataracte, raccomodent les becs-de-lièvre, traitent les fistules et les ulcères ; tout cela se fait, maistres Martin et Véran, par ce que vous meslant de ce que vous n'entendez pas, vous oubliez le belle leçon de l'apôtre : *unusquisque in qua vocatio vocatus est, in ea permaneat* (1). »

Mais ce n'était pas facile d'arriver à bonne fin avec les chirurgiens ; tantôt ils ne comparaissaient pas aux sommations des juges, tantôt ils refusaient de payer l'amende quand ils étaient condamnés, et à chaque instant la Compagnie était obligée d'en appeler aux prévôts des marchands.

Dans ce moment, il est vrai, les médecins et les chirurgiens étaient en guerre les uns contre les autres, et dans leur campagne les médecins furent bien aises d'avoir le concours de la Compagnie des apothicaires. Ainsi, un arrêté du roy, pris en son conseil le 12 avril 1749, concernant

(1) Archiv. municip. de Lyon.

les médecins et les chirurgiens de Paris, ayant été rendu en faveur des médecins, lors du conflit qui s'éleva en 1751 entre les médecins et les chirurgiens de Lyon, les premiers invitèrent les maîtres apothicaires à se joindre à eux pour obtenir que la ville de Lyon bénéficiât de l'arrêt rendu en 1749. La communauté accepta volontiers cette invitation, l'affaire devant lui être profitable.

Ce grand procès se termina le 29 décembre 1755 en faveur des médecins et des apothicaires. La Cour du Parlement fit défense aux chirurgiens de la ville de Lyon d'exercer l'art de la pharmacie, de composer, vendre, ni débiter aucun remède destiné à entrer dans le corps humain, comme aussi leur fit défense de signer une ordonnance pour faire composer, ni donner aucune potion laxative, altérative ou confortative, à la réserve toutefois des maladies vénériennes et secrètes, dans lesquelles lesdits chirurgiens pourront préparer et fournir à leurs malades tous les remèdes internes ou externes, mais ne pourront les administrer qu'en les prenant chez leur apothicaire ; aussi, en 1775, la Compagnie fit signifier à la communauté des maîtres chirurgiens de Lyon d'avoir à s'expliquer sur le terme de *médicament*, porté dans trois endroits différents des nouveaux statuts et règlements qui leur avaient été fournis par lettres patentes (1).

Mais l'entente entre les médecins et les apothicaires, à Lyon comme à Paris, ne pouvait durer longtemps ; une contestation s'étant élevée entre eux en 1677 sur la règle que les derniers devaient observer dans l'exercice de leur art, une ordonnance consulaire prescrivit aux apothicaires de remettre au procureur général de la ville leurs statuts et règlements, afin de les examiner.

D'un autre côté, il est de fait que beaucoup de médecins ne se faisaient pas faute de vendre des médicaments ; en 1783 un certain nombre d'entre eux, notamment MM. Richard, Brion et Devoisij, se livraient ouvertement à cette vente illégale ; la Compagnie appela sur ce fait l'attention du Collège

(1) Archiv. de la Société de Pharmacie.

de médecine de Lyon, lui faisant observer qu'en outre des dommages causés aux apothicaires de la ville, et pour lesquels ceux-ci auraient droit à une indemnité, la dignité du Collège de médecine et la sûreté des citoyens pouvaient être compromises.

Les médecins craignant à bon droit que le prestige de leur profession ne fût atteint, répondirent aux syndics de la Compagnie par la lettre suivante : « Messieurs, notre Collège « nous a chargés de répondre à votre lettre du 11 courant et « de vous dire que vous pouvez assurer votre Compagnie qu'il « gémit des prévarications qui se commettent journellement « contre votre état, qu'il a très à cœur la conservation de « vos droits et privilèges, qu'il les soutiendra avec zèle de « tout son crédit et de toutes ses forces en toute occasion, et « que son grand désir est de voir les pharmacies légales « jouir exclusivement de tous leurs droits et de la confiance « publique, ce qui ferait un grand bien pour les citoyens. « Nous avons l'honneur d'être, avec la plus parfaite considé- « ration, Messieurs, vos très humbles et très obéissants ser- « viteurs. Signé : Brac, 1er syndic, Willermoz (1). »

Le Collège de médecine donnait par cette lettre satisfaction à la communauté des apothicaires, mais elle se gardait de prononcer un mot de blâme vis-à-vis des médecins incriminés.

C'est que, ainsi que nous l'avons dit, les médecins étaient fort jaloux de la considération et de la suprématie qu'ils s'étaient arrogées par la force des choses ; il n'est pas surprenant, dès lors, qu'il surgit de temps à autre quelques esprits chagrins et envieux, portés à s'opposer par tous les moyens à la marche progressive de la corporation des maîtres apothicaires.

En 1553, un médecin obscur de Fontenay-le-Comte, Sébastien Colin, publia contre les apothicaires, sous le pseudonyme de Lisset Benancio, une violente diatribe ayant pour titre : *Déclaration des abus et tromperies que font les apo-*

(1) Archiv. de la Société de Pharmacie.

:ticaires, fort utile et nécessaire à ung chacun studieux et envieux de sa santé.

Dans ce pamphlet, l'auteur, s'adressant aux apothicaires, leur disait : « Car je trouve tort de vendre si grand prix ce que Dieu nous baille si libéralement, car de vendre la vertu si efficace des herbes est exécrable et damnable, veu que ce n'est pas toi qui leur bailles la vertu, mais ung seul Dieu, lequel, non seulement a eu pitié des âmes pour lesquelles houster de langueur perpétuelle, il a voulu son fils endurer mort, mais aussi a heu compassion des pauvres corps pour lesquels il a baillié mille propriétés aux plantes.

« N'est-ce pas une tyrannie d'ainsi vendre ce qui n'est pas de nous, mais de l'infinie bonté et libéralité de Dieu ? il vaudrait mieux, pour le salut de telz marchandz, jamais ne se mesler de l'estat d'apothicaire. »

Ailleurs, il prétendait que les apothicaires vendaient trop cher :

« N'est-ce pas, disait-il, une cruelle briganderie et une inhumaine volerie d'estorquer et prendre quinze ou vingt solz pour une recepte que aura ordonnée le médecin, dedans laquelle il n'y aura que deux ou trois racines, comme d'ache, fenoil et cichorée ?

« Qui est celui de ces reverends canonistes qui observent l'ordre que veut Galien être observée en la cure des inflammations de la gorge et prochaines parties ? Ces beaux espiciers, soit au commencement, soit à la vigueur estat ou déclination, ilz n'useront jamais que de miel rousat, avec quelques eaux puantes et recoulées, et de cela vous en feront un beau item en leur partie, et ne se feront pas conscience de vendre ung tel gargarisme dix solz et quinze solz, qui ne vaut pas deux solz. »

Lisset Benancio s'emporte contre la ragerie d'ung idiot apothicaire qui osait discuter les ordonnances des médecins, car il ajoute : « Il vaudrait autant laver la teste d'un asne avecques du laissif que de monstrer aucune chose à ces invétérés saphranistes, tant s'en fault qu'ilz soient dignes de traiter une tant noble partie de médecine que bonnement sont-ilz pas dignes de vendre la pierre noire ou crier les voirres eassez et savates par les rues ; car en exerçant tel faict de marchandise, ilz ne feraient pas tant de homicides comme tous les jours ilz font. »

D'après notre pamphlétaire, les apothicaires étaient âpres au gain et avares, puisque, selon lui, « un maître apoticaire bailla bien congé à son serviteur, parce qu'il ne savait pas faire ung cornet de papier à la mode de son maistre, disant que les cornetz qu'il faisait estoient trop creux et qu'ils tenoient trop d'espices » ainsi « l'avarice des apoticaires est si grande que le plus souvent ilz doulcorent les décoctions ordonnées par MM. les médecins avecques du miel sans discerner, il faut entendre qu'il advient des distillations d'humeurs que nous disons Rhumes en plusieurs parties de notre corps, lesquelles sont rendues plus âcres et tenues par le miel et mesmement aux corps choleriez, ainsi quand le Rhume est de soy si fort humide et chault, car comme dit Galien, le miel est facilement changé en cholère, pour cette cause Galien n'usait point de son hydromel aux maladies fort cholériques, craignant augmenter la chaleur et rendre les humeurs plus promptes à fluer aux parties dolentes. »

De plus, les apothicaires sont traités d'ignorants, de falsificateurs remplaçant les pierres précieuses par du verre pilé, et toute cette diatribe avait pour conclusion « qu'il serait très bon que les médecins eussent apoticaires en leurs maisons, afin de voir faire les choses devant eulx et de se garder des quilz-pro quo, ou bien que les malades ne prissent rien des apoticaires, qui ne fut faict en présence du médecin, ou bien que le malade fist acheter les drogues par le médecin, lequel peult très bien administrer luy-même ce qu'il ordonne. » Cette conclusion, qui laisse percer le bout de l'oreille, résume parfaitement les idées qui animaient alors les médecins.

Cette diatribe qui eut un grand retentissement et qui fut réimprimée à Lyon en 1557, ne pouvait rester sans réponse. Ce fut un maître apothicaire de Lyon, Brailler, qui se chargea de la faire.

Certains auteurs prétendent, il est vrai, que Pierre Brailler n'est qu'un pseudonyme sous lequel se cache le célèbre Bernard de Palissy; ils basent leur assertion sur ce fait que la réponse de Brailler se trouve toute entière dans les œuvres du célèbre potier, éditées en 1777 par Faujac de Saint-Fond et Gobet, et qu'on la retrouve également dans l'édition moderne publiée en 1844 par Paul Cap. On sait bien que Bernard de Palissy a publié divers travaux scientifiques concernant la physique, la chimie et l'histoire naturelle, tels que le *Jardin delectable*, le *Traité de l'art de la terre*, où il parle de l'origine des fontaines, de l'eau potable, de la formation des pierres et des coquillages, de la cristallisation, etc., et dans lesquels il expose des théories dont plusieurs sont admises de nos jours, mais cela ne saurait suffire pour prouver la véracité du fait avancé.

Quoi qu'il en soit, Pierre Brailler, dont, nous devons l'avouer, nous n'avons pas trouvé le nom parmi ceux des maîtres établis à Lyon à cette époque, et qui évidemment se cacha sous un pseudonyme, fit paraître à Lyon, en 1557, *une déclaration des abus et ignorance des médecins, œuvre très utile et profitable à ung chacun studieux et curieux de sa santé, composé par Pierre Brailler, marchand apoticaire à Lyon, pour réponse contre Lisset Benancio, médecin*. Cette réplique fut assez vive, souvent malicieuse, quelquefois même empreinte d'un certain esprit scientifique, d'après M. L. Grimbert.

Pierre Brailler déclare que « Lisset ha fort bien parlé quand il ha dict que les apotiquaires vendent la vertu des plantes et drogues que Dieu nous baille gratis sans cultiver, ce qu'ils ne doivent faire et que c'est grandement offence envers Dieu.

« Je luy voudrois bien prier de prendre la peine a luy et aux autres, d'aller chercher les herbes, fleurs, racines et semences, gommes, fruicts et autres et icelles conserver et garder avec grand soing et diligence; payer louages de maisons, gages de serviteurs, les nourrir; achepter les drogues qui viennent de païs lointains à grandes sommes d'argent contant, et puis les bailler gratis; ils trouveroient combien leur faudroit d'argent; mais ils s'en garderoient bien, comment bailleroient-ils leurs drogues pour rien, quand seulement ne veulent fournir une simple visite sans estre payez et vendent leur présence en paroles, encore que leur visite en ordonnance sert plustôt quelquefois à faire mal que bien ? »

Et ailleurs : « Si le peuple sçavait que c'est que l'estat de la pharmacie quand il est bien fait, il en feroit beaucoup plus de conte, car l'on ne sauroit payer un apotiquaire faisant son devoir, j'entends quand il est sçavant, en bon simplicite. Tu n'as garde de trouver de bons médecins ny chirurgiens, si tu n'as de bons apotiquaires; car c'est l'apotiquaire qui tient tout, et s'il est beste, les deux autres estat sont bestes comme luy, car ilz ne peuvent vivre sans luy.

« Mais les médecins, ilz n'ont cognoissance ny intelligence aux médicaments, non plus que beste et n'oseroyent entreprendre d'expérimenter autre chose que ce qu'ils ont leu en leurs livres et pour ce, qu'ils vilipendent l'estat de la pharmacie, je dis que jamais ne fut et ne sera bon médecin s'il n'a été apotiquaire et qu'il n'ait fréquenté l'herbolage et la drogue pour connoistre la force, saveur vertu et acrimonie, les avoir veu composer pour seurement en ordonner après. »

« Lisset dit que l'estat de la pharmacie est plus doubteux qu'il ne fut jamais à cause que les apoticaires se meslent d'autres estats et vacation que le leur. Je lui réponds que les médecins en font bien davantage, car ils se meslent les uns de prester à usure l'argent qu'ils ont gaigné injustement des pauvres malades; les autres de faire marchandise comme faire faire veloux ; les autres à jouer toute la nuict aux dez ; les autres à chercher les femmes enceintes et leur aller taster le ventre pour scavoir si elles feront fils ou fille pour gager dessus ; et voilà leurs estudes, et ne faut penser que l'estude de médecin soit autre que l'avarice, par quoy la médecine est plus doubteuse que la pharmacie. »

« Encore que Lisset dise que les apoticaires ne sont aucunement grammairiens et ne sçauraient estudier, par quoy la médecine est en grand danger, je trouverais apoticaires qui parleront aussi seurement de la médecine en françoys que beaucoup de médecins ne sçauraient répondre en latin. Il est plus facile estudier chacun en sa langue que d'emprunter le langage de estrangers pour estudier. Galien ha escrit en sa langue et n'ha pas emprunté le langage d'une autre région pour faire ses livres, aussi Hippocrate, Avicenne, chacun ha escrit et estudié dans sa langue. »

« Lisset peut bien dire que nous en abusons en baillant du verre broyé pour des pierres précieuses, asseure toy bien que autant vaut l'un que l'autre.

«Je te voudrois demander si un bon chapon bien cuict et pressé, le suc ne restaurerait pas mieux qu'une pierre bien dure, fust-elle la plus précieuse du monde ? »

« Je ne dis pas qu'il n'y ait des apoticaires veaux et asnes, ne sachant rien de leur estat, je n'écris pas pour soutenir ceux-là ; mais, pour chasser cette vermine qui fait tant de maux et qui déshonore l'estat, serait bien facile de leur faire faire un examen pour sçavoir s'ils sont capables avant de se mesler d'administrer la médecine, mais qui les poursuivra ? les médecins ? non, car ils ont si grande peur que l'on ne les contraigne d'eux corriger les premiers et de se graduer, qu'ils se garderont bien rien entreprendre contre les apoticaires, ce qui serait bien raisonnable. »

On voit par ces quelques extraits que nous avons voulu citer, à cause de leur originalité, l'acuité de la lutte qui divisait alors les médecins et les pharmaciens. Si les premiers émettaient de temps en temps quelques exigences, la communauté des apothicaires résistait de son mieux.

Il était d'usage qu'un des membres de la Compagnie fût chargé de faire certaines préparations pharmaceutiques qui étaient ensuite réparties entre tous les membres de la communauté, ainsi que cela résulte du procès-verbal suivant:

« Les maîtres apoticaires de la ville de Lyon, assemblés dans la salle de l'Abondance de l'Hôtel de Ville pour la confection de la thériaque et du mithridate ordonnée par Messieurs du Consulat, reconnaissent que ce jour, 30 du mois de may 1711, les comptes tant pour l'achat que pour la préparation de la thériaque et de la mithridate ont été épurés et que tous sont quittes les uns envers les autres, en outre que Cabanis a été payé de cent livres qu'on lui avait promises par billet pour les soins qu'il s'est donné en préparation (1). »

En effet, en 1711, les prévôts des marchands et échevins de la ville de Lyon, à la demande des maistres apoticaires de la ville, autorisent ceux-ci « à exposer en leur présence les drogues qu'ils ont préparées pour la composition de la thériaque et du mithridate, lundy du présent mois, sur les deux heures de relevée dans la grande sale de l'Hostel de Ville, à la charge de la communauté qu'à la diligence desdits jurez apoticaires, le collège de médecine de cette ville sera invité d'y assister dans la personne du doyen, pour examiner la qualité et la bonté desdites drogues, qui demeureront exposées pendant huit jours pour la satisfaction du public, après lesquels la composition de la thériaque et mithridate sera finie et perfectionnée en notre présence et desdits médecins, et ensuite distribuée selon la forme de ladite ordonnance (2). »

Du reste, à la même époque, ces préparations étaient exécutées dans certaines villes avec une grande pompe et un cérémonial particulier. Venise en avait conservé pendant longtemps presque le monopole. A Montpellier, l'École assistait officiellement à la confection de la thériaque, et plus tard un professeur s'en fit pour ainsi dire une spécialité. Il la faisait distribuer chaque année, à la foire de Beaucaire, aux apothicaires de la contrée et même de l'étranger.

La communauté préparait publiquement pour satisfaire MM. les médecins qui l'avaient demandé, le sirop émétique, le tartre stibié et le kermès minéral. Comme la quantité préparée était assez considérable, chaque membre de la communauté recevait pour l'usage spécial de sa boutique, et avec défense d'en remettre à d'autres, six livres de sirop, demi-livre de tartre stibié ; quant au kermès préparé en

(1) Archiv. de la Société.
(2) Archiv. municip. de Lyon.

petite quantité, chaque membre n'en recevait que 7 drachmes, c'est-à-dire une once environ. Le restant du sirop et du tartre stibié était repesé, cacheté, et confié aux syndics jusqu'à une nouvelle distribution.

L'émétique et tous les antimoniaux, que Paracelse avait placés en première ligne parmi les agents thérapeutiques, jouant alors un grand rôle, ces préparations ne pouvaient manquer d'attirer l'attention des médecins, aussi, en 1778, le Collège de médecine de Lyon proposa à la communauté des apothicaires une formule de préparation du tartre émétique et demanda par requête du doyen syndic, des professeurs et docteurs que défense fût faite aux apothicaires de vendre ou de faire consommer d'autre émétique que celui qui aurait été préparé dans une opération générale et publique et qui serait distribué à tous les apothicaires.

Ceux-ci répondirent en faisant observer qu'il serait impossible d'avoir un vase assez grand pour préparer une quantité d'émétique assez considérable pour en fournir à tous les apothicaires, et que le tartre émétique de Lemery dont on connaissait parfaitement la préparation et les effets devait être conservé ; néanmoins, en ce qui concerne la nouvelle formule proposée par le Collège de médecine, le Collège de pharmacie s'en rapportait à la prudence et à la justice de chacun.

Enfin, en 1788, la Compagnie ayant eu communication du projet du Collège de médecine de Lyon, qui, ne se tenant pas pour battu, voulait faire un tartre émétique uniforme, pour être ensuite distribué à tous les maîtres en pharmacie et, désirant concourir au bien public, proposa de faire ledit tartre émétique selon la formule, en commun, et en présence des deux députés aux actes et le pria de se joindre au bureau pour en obtenir la sanction de M. le procureur du roy à Lyon.

La Compagnie n'avait pas à se débattre seulement contre la concurrence illégale qui épuisait ses ressources, elle avait encore à soutenir des luttes dans son sein. Depuis la promulgation de son règlement, elle tirait bien quelques revenus de la réception des nouveaux maîtres qui venaient remplir les vides ou qui créaient de nouvelles installations, mais ces réceptions n'étaient pas nombreuses. En 1596, les maîtres reconnus légalement étaient au nombre de trente-deux, en 1649, ils se trouvaient remplacés par vingt-sept nouveaux maîtres seulement, et en 1721, la Compagnie n'en comptait que vingt et un. C'est que pour acquérir ce grade, il fallait, outre les quatre ans d'apprentissage et le certificat de bonne vie et mœurs et de religion catholique, subir quatre examens à un mois d'intervalle l'un de l'autre, et présenter ensuite quatre chefs-d'œuvre, le tout accompagné d'une redevance de 50 livres pour subvenir aux frais de la communauté, et de 6 livres au profit des pauvres de l'Hôtel-Dieu.

De plus la Compagnie, qui primitivement donnait à chaque aspirant un conducteur choisi parmi les maîtres et qui devait le guider, avait décidé, dans une séance tenue le 29 février 1653, dans la chambre ordinaire des R. P. carmes, qu'il y avait lieu de supprimer cette coutume, attendu que les aspirants devaient avoir des connaissances suffisantes pour se passer de l'assistance de qui que ce soit.

Le postulant recevait alors ses lettres patentes, dont nous donnons ici une copie : c'est le diplôme de Leymarie écrit sur une immense feuille de beau parchemin enguirlandée d'arabesques faites à la plume (1).

« Nous soussignés Claude Flurant et Jean Malinas Maîtres apoticaires et gardes jurés en cette ville de Lyon de la presente année, certifions et attestons, que Jean Baptiste Leymarie, natif de St Sernin dans L'Arche, vicomté Turaine, s'est présenté par devant messire Camille Perrichon chevalier de l'ordre du Roy, Prevot des marchands de lad. ville, et y commandant en l'absence de nos seigneurs les gouverneurs, nobles Jean Pierre Dutreuil, François Pauliny ancien conseiller du Roy et son procureur en l'election de Lyon, et

______

(1) Diplôme donné, ainsi que ceux de Delcaire, de Bruno Guillermond, et divers documents et ouvrages, à la chaire de M. le professeur Crolas, par le Dr Lacassagne, au nom de M. Guillermond fils.

Antoine Morel Echevins et nous assistés de Messieurs
Ferlet et Rey docteurs médecins députés du collège, et
de tous les maîtres apoticaires de cette ville, pour être examiné sur ce qui concerne notre dit Art de Pharmacie, tant en
théorie qu'en pratique, ce que nous avons fait après dües
attestatures de ses vie, mœurs, Religion Catholique Apostolique et Romaine, et divers services en plusieurs bonnes villes
du Royaume, l'ayant trouvé capable dans ses examens publics
après lesquels lui etant échû par sort, L'Eau bénite de Rulan,
le Laudanum opiatum, les Pillules Coché mineures et les
Pillules aggregatives pour chefs d'œuvres, il les a fait et
parfaits méthodiquement et selon les préceptes de l'art, de
manière qu'ayant led[t] Jean Baptiste Leymarie satisfait à tout
ce qui est porté par nos statuts et réglements, nous l'avons
reçû et admis, le recevons et l'admettons par ces présentes
au nombre des maîtres apoticaires de cette ville, nous avec
tous nos confrères lui permettons de tenir boutique ouverte,
et exercer l'art de la Pharmacie avec les mêmes droits privilèges et prérogatives, comme en ont joûy et jouïssent les
autres Maîtres, ayant preté le serment par devant Messieurs
les Prevots des marchands et echevins de cette ville de Lyon,
comme il est porté par les statuts et réglements de Sa Majesté, en foy de quoi nous avons mis et aposé le scel de notre
communauté à ces présentes et signé de nos seings manuels.
Fait à Lyon le vingt sept aoust mil sept cent trente deux.
Ferlet, Pestalozzi, Rey, Martiny d. m., Carrel d. m., Puget
fils, Rames, Sauret doyen, Flurant, Malinas, Albouÿ, Gavinet, Raigade Leorat, Correard, Bondurant, Pilliet, Couze,
Lombard conducteur. »

A ce diplôme sont joints les exposés des quatre chefs-
d'œuvre confectionnés par le maître, établis chacun sur une
feuille spéciale, avec les arabesques calligraphiques du
temps, que l'auteur avait tracées de sa plus belle plume. Nous
nous contenterons d'en reproduire un comme spécimen du
genre :

Specimen Pharmaceuticum
quod sorti contigit
Johanni Leymarie
peritissimis Lugduni Pharmacopœis
Exponendum
Pilulæ aggregativæ
D. M. Emend.

4 Aloës zocotrinæ illotæ,
Turbith, an. ꒝. vi,
Diagrydii, ꒝, v,
Myrabolanorum citrinorum,
Rhabarbari, an. ꒝. ℈,
Succorum absinthii, &.
Eupatorii Mesué, inspissa-
   torum an. ℥, iij,
Rosarum rubrarum,
Salis gemmæ,
Agarici trochiscati,
Myrabalanorum cepularum
   Judarum,
Polypodii querni,
Trochiscorum Alhandal, an,
   ꒝ ij.
Epithymi cretensis Masti-
   ches,
Seminis anisi,
Zingiberis, ab, ꒝ i.

Cum syrupi rosarum pallidarum laxativi, s. q. fiat ex arte massa pilularum mollis.

Les chefs-d'œuvre étaient classés quatre par quatre en trente sections que la communauté revisait, du reste, de temps à autre, et l'aspirant à la maîtrise tirait au sort une de ces trente sections en piquant dans le livre qui contenait les formules.

Il suffira de citer quelques-unes de ces préparations, dont on trouve quelques vieux spécimens dans la collection de notre confrère, M. Crolas, professeur à la Faculté de méde-cine et de pharmacie (1), pour donner une idée de la polyphar-macie de cette époque, où il ne pouvait être question de tous ces nouveaux produits chimiques qui font reléguer chaque jour les vieux médicaments dans quelque armoire poudreuse, sans avoir peut-être plus de vertus. Nous signalerons donc : l'aqua divina cordialis, l'aqua carthaginatica, l'emplastrum

(1) Donnés par M. Vidal, à Arles.

manus Dei, l'emplastrum stipticum, le sal volatile viperarum, le confectio Hameck, la theriaca andromachi, la confectio Hyacinthi, le catholicon duplicatum, l'emplastrum diabotanum, l'onguentum apostolorum, l'opiatæ salomonis, le syrupus de pomis helleboratus, l'orvietanum, le balsamum guidonis, le sirupus stibiatus Charras, l'orcanum duplicatum, l'extractum panchimagogum, l'emplastrum pro matrice, l'aqua anti-hysterica, l'electuarium cariocostinum, le pulvis avi compositus, le laudanum tutissimum collegii Lugdunensis, l'extractum cholagogum, l'emplastrum de meliloto, le ceratum santalinum, le catholicon Nicolaï, le diascordium Fracastor, l'emplastrum vulnerarium, nous pouvons ajouter entre autres l'emplastrum gratia Dei, à propos duquel Bauderon dit dans sa paraphrase du Codex : « Ainsi que la grâce de Dieu resjouit merveilleusement ceux qui la reçoivent, aussi sont les malades qui se servent en temps opportun de cet emplâtre» ; l'emplastrum aureum que l'on donnait pour chef-d'œuvre, parce qu'il était difficile de le préparer d'une manière convenable; le mithridate, qui a pris le nom de son inventeur « le grand « Mithridate, roy du Pont et de Bithynie, grand de sçavoir et « d'expérience, qui parlait sans truchement vingt-deux sortes « de langues, et s'estait acquis quasi l'entière cognoissance « des médicaments alexitaires, lesquels il éprouvait sur les « condamnés à mort. »

En parcourant la liste des maîtres reçus depuis la promulgation du réglement, on en trouve quelques-uns qui sont très connus, même en dehors de la profession. En 1678, le 21 avril, *Laurent de Jussieu*, après avoir subi ses quatre examens et parachevé les chefs-d'œuvre suivants : *Emplastrum vulnerarium de Paracelse.—Catholicon Nicolaï.—Diascordium de Fracast. et troch. de myrrhe Rhaf*, fut nommé maître apothicaire de la ville de Lyon.

C'est un nom dont la pharmacie lyonnaise peut être fière à bon droit, car il est devenu illustre dans la science. C'est notre devancier qui fut le père d'Antoine, de Bernard et de Joseph de Jussieu, trois botanistes les plus célèbres du XVIIIe siècle, et l'oncle d'Antoine de Jussieu, le continuateur de Bernard, l'auteur de la *Méthode naturelle*.

Un peu plus tard, en 1690, la Compagnie, après examens et présentation des chefs-d'œuvre : *Aqua impérialis reformata, Trochisci veperini seu Theriaci andromachi* — *Electuarium lenilivum, sapidum et Balsamum Guidonis*, admit au rang des maîtres *Claude Flurant* et non Fleurant, dont le nom devait être rendu célèbre par le spirituel Molière, en même temps que les médecins seraient immortalisés sous les types ridicules de Purgon et de Diafoirus; mais c'est à tort que l'on donne notre maître lyonnais pour le type du Fleurant de Molière.

On sait que Molière était à Lyon en 1653 et que le *Malade imaginaire* fut joué pour la première fois en 1673. Un auteur prétend, dans une histoire lyonnaise, que Molière, passant dans la rue Saint-Dominique à Lyon, avisa, sur la porte d'une apothicairerie, un homme dont la figure lui parut pharmaceutique. — Comment vous appelez-vous, bonhomme? lui dit Molière. — Pourquoi, Monsieur? Molière insista. — Je m'appelle Fleurant. — Eh bien, je le pensais, voilà un nom qui fera bonne figure dans une de mes pièces. Et Fleurant devint un personnage dans le *Malade imaginaire*.

Malheureusement pour la véracité de l'historien et de l'histoire, Flurant ne fut reçu aspirant apothicaire qu'en 1689, comme l'indique le procès-verbal authentique suivant : « Nous, maîtres apothicaires, assemblés en notre chambre ordinaire des R. P. Carmes pour voir la requête présentée par Claude Flurant, aspirant à la maîtrise, avons icelle reçue et en même temps départis les sieurs Verdan, Colomb, de Jussieu et Cassaire fils, pour voir et examiner les actes de vie, mœurs, religion et services de Claude Flurant conjointement avec les jurés. Fait à Lyon le trentième jour de juin mil six cent quatre-vingt-neuf (1). » Flurant ne fut définitivement admis en qualité de maître que le 9 avril 1690. Or, en 1653, on ne trouve aucun Fleurant ni Flurant parmi les apothicaires de l'époque, à Lyon, d'où l'on peut conclure

(1) Archiv. de la Société de Pharmacie

à l'inexactitude de la légende accréditée concernant le personnage lyonnais.

Outre les signatures apposées au procès-verbal ci-dessus, on trouve celle de Colin parmi quelques autres. Il paraît que maître Colin n'était pas d'humeur commode ; il s'était présenté pour la maîtrise en 1653, mais les maîtres assemblés pour l'examiner en présence du lieutenant-général et procureur du roy et des docteurs députés du Collège de médecine, ayant jugé qu'il n'était pas suffisamment préparé, l'ajournèrent à six mois. Cette décision ne fut pas du goût de notre aspirant, car il s'insurgea et attaqua la Compagnie, laquelle dut envoyer un des siens à Paris pour soutenir le procès contre ce récalcitrant enragé.

Souvent l'autorité intervenait ; en 1653, un sieur de la Renarde ayant obtenu par lettres patentes d'être maître apothicaire à Lyon, la Compagnie protesta et porta opposition devant la juridiction supérieure. Ce procès dura longtemps. En 1663, l'affaire étant venue devant le Parlement, la Compagnie fut obligée d'envoyer à Paris deux de ses membres, les sieurs Moze et Bissalard, pour défendre ses droits par tous les moyens et jusqu'à arrêt définitif.

En 1723, une ordonnance consulaire ordonnait aux syndics de la communauté, nonosbtant toute opposition au troisième examen, de recevoir l'aspirant Choquery en qualité de maître. La Compagnie répondit qu'elle s'assemblerait pour procéder aux examens, et que le candidat serait admis s'il était jugé digne.

Malgré ces circonstances où elle avait la main, pour ainsi dire, forcée, la Compagnie voyait agrandir le champ de sa propre juridiction. Ainsi en 1757, le sieur Dupuy, pharmacien de Villard-en-Bresse, ayant demandé à la Compagnie de le recevoir en qualité de maistre apothicaire forain pour exercer à Saint-Étienne, et sa requête étant appuyée par le sénéchal et procureur du roy à Saint-Étienne, celle-ci procéda à son examen dans les formes voulues. C'était un grand pas de fait pour l'autorité de la Compagnie, puisque les pouvoirs publics l'autorisaient à recevoir des maîtres pour des villes autres que Lyon. Cela arriva plusieurs fois par la suite, en 1763, elle reçut, en présence de toute l'assemblée, trois maîtres apothicaires de Villefranche, et à un autre moment un maître forain pour Montbrison.

Si, depuis qu'elle était reconnue comme corporation, comme état juré, selon l'expression du temps, la Compagnie des apothicaires de Lyon voyait grandir son prestige et son autorité, ce n'était pas sans peine. Les procès de toutes sortes qu'elle était obligée de soutenir, lui imposaient de grands sacrifices : elle avait des procès avec l'Hôtel-Dieu, avec les chirurgiens, avec une foule de contrevenants, avec les frères Carmes dont elle était la locataire, et même avec des confrères.

En 1698, la Compagnie tenait ses assemblées dans le couvent des frères cordeliers près de Saint-Bonaventure, plus tard elle se réunissait dans une salle louée au couvent des Pères Carmes, mais ceux-ci ayant troublé en 1755 les syndics, malgré le contrat de louage, à cause de quelques contraventions que ceux-ci poursuivaient avec le consentement de l'autorité, et que les pères voulaient sans doute empêcher, la Compagnie décida que les chambres syndicales tiendraient leurs séances chez les Pères Grands Augustins ; cependant, les Pères Carmes ayant fait des excuses, tout s'arrangea.

A un moment donné, les médecins avaient obtenu de se réunir dans une salle de l'Hôtel de Ville, les maîtres apothicaires réclamèrent la même faveur auprès des consuls, et en 1779, les magistrats du consulat de Lyon les autorisèrent à tenir leurs séances dans la loge du Change, au premier étage, sur la place.

La Compagnie était obligée, avons-nous dit, de s'imposer des sacrifices. Elle dut même recourir souvent à des emprunts. Le 8 juillet 1705, elle fut forcée d'emprunter à M. Mey, agent de change, la somme de 800 livres, afin de payer la taxe imposée pour la charge d'inspecteur des manufactures ; quelques années auparavant, elle avait déjà emprunté celle de 1,200 livres. En 1712, les maîtres de Jussieu et Sauret lui firent l'avance de 845 livres, payables sans intérêt au fur et à mesure que les aspirants à la maîtrise se présenteraient. En 1725, eut lieu l'emprunt de pareille somme pour remboursement à de Jussieu et Sauret, probablement parce que les réceptions n'avaient pu suffire pour couvrir les dépenses ordinaires et pour opérer ce remboursement. La même année, un nouvel emprunt de 1,166 livres est nécessaire pour payer la taxe imposée à la communauté pour son droit de confirmation, suivant le rôle arrêté au consulat de la ville. En 1743, 1745 et 1767, de nouveaux emprunts de 3,000, de 4,000 et de 2,400 livres sont effectués pour remboursement d'avances faites par les syndics, soit pour l'acquisition de nouvelles charges d'inspecteur créées au profit de la communauté, soit pour la levée d'un arrêt rendu par le Parlement contre l'hôpital et pour d'autres affaires du même genre, sans compter que parfois les prévôts des marchands invitaient la Compagnie à faire des aumônes considérables en faveur des pauvres ouvriers en soie de Lyon.

C'est à tel point, que M. l'intendant de Gournay se trouvant à Lyon, en 1753, pour la fête du commerce, les syndics des maîtres apothicaires lui rendirent visite dans son hôtel et l'ayant trouvé favorablement disposé, décidèrent la Compagnie à lui faire remettre un mémoire constatant l'état fâcheux dans lequel se trouvait la communauté.

Afin de parer à ces déficits, la Compagnie imposa, en 1772, à chaque membre, une taxe de 25 livres par an, et une amende de 200 livres, avec privation de jetons, à tous les confrères qui, sans excuse de maladie ou d'absence justifiée, n'assisteraient pas aux séances, et cela jusqu'au paiement intégral de toutes les dettes de la communauté.

A cette époque, comme de nos jours, la plupart des membres, soit par indifférence ou apathie, soit par suite des occupations de l'officine, ne se faisaient pas faute de briller aux assemblées par leur absence; souvent ils ne se trouvaient réunis qu'au nombre de huit ou dix, quelquefois même, ils n'étaient pas en nombre suffisant pour procéder aux élections. Dans le but de stimuler cette indifférence, une assemblée extraordinaire avait décidé, en 1695, qu'une amende de 40 sols, outre celle de la séance, serait infligée à tout membre qui, dûment convoqué, ne se rendrait pas à la réunion.

En 1710, de nouvelles plaintes s'élèvent contre les absents et contre certaines infractions au règlement ; aussi est-il décidé que les maîtres ne pourront plus sous-louer leurs privilèges, c'est-à-dire devenir prête-nom, sous peine d'une amende arbitraire fixée par MM. les juges, et que chaque absence aux réunions sera passible d'une amende de 20 sols.

En 1713, des réclamations se produisent contre les serviteurs qui quittent une boutique pour se placer dans une autre, sans le consentement du premier maître ; de plus, il s'agit de prendre des mesures vis-à-vis des maîtres qui cèdent leurs privilèges à un serviteur qui est sorti de chez un maître voisin dont il peut soutirer la clientèle. Désormais, les employés ne pourront se placer sans autorisation chez un maître voisin, qu'en passant l'eau, c'est-à-dire, que ceux qui travaillent du côté de Fourvière ne pourront se placer que du côté de Saint-Nizier, et *vice versâ* ; il est interdit aux maîtres, sous peine d'amende, de vendre leurs privilèges à un employé qui a servi chez un maître voisin.

Plus tard, en 1734, afin d'encourager les maîtres à assister aux séances, la Compagnie décide la création de jetons, portant d'un côté les armes de la ville, et de l'autre, ce que les syndics jugeraient pour le mieux ; il paraît toutefois qu'il ne fut pas donné immédiatement suite à cette décision, puisqu'en 1743, les syndics furent chargés de faire venir incessamment six cents jetons, de ceux des maîtres de Paris, lesquels jetons seraient distribués aux membres présents aux séances, mais seulement de 2 à 3 heures, après lequel délai il ne devait plus en être distribué.

Il est regrettable de ne pouvoir trouver un spécimen de ces jetons, mais on peut présumer qu'ils étaient semblables à ceux de Paris qui sont octogones, puisque en 1809, lorsque la nouvelle Société en fit frapper de nouveaux, elle décida qu'il valait mieux renoncer à la forme octogone et les faire ronds.

Malgré ces précautions, et en dépit de la rigueur de l'article 36 du règlement, d'après lequel les maîtres contrevenants sont passibles, la première fois, de la censure en présence de toute la Compagnie et d'une amende de 50 livres au profit des pauvres de l'Hôtel-Dieu; pour la seconde fois, d'une amende de 200 livres, et la troisième, de la privation des privilèges et des bénéfices du règlement, de l'exclusion même de la maîtrise, en cas de refus de se soumettre, de nombreux abus se glissaient parmi les membres de la communauté.

Tantôt c'est Gilbert, couvrant de son privilège le chirurgien Fronton qui fournit des remèdes au mépris du règlement; une autre fois, c'est le maître Raynal qui, ayant commis une indécence vis-à-vis d'un confrère, en présence des syndics, est censuré conformément à l'article 38; ou bien Mercier, lequel, à peine admis en qualité de maître, attaque sans fondement par une lettre injurieuse les syndics et la communauté, ce qui lui vaut l'exclusion pendant un an et une amende de 200 livres. De leur côté, les frères Albouÿ, à propos de la réception de leur neveu Albouÿ, natif de Calmon du Plancage en Rouergue, qui avait prouvé par l'attestation de son curé et confesseur qu'il était bon catholique, tiennent dans une séance une conduite irrégulière et ont des façons d'agir sans mesure; aussi, afin de maintenir la paix et l'union dans les assemblées, sont-ils exclus pendant un an. Lors de leur rentrée, les frères Albouÿ refusent de signer le procès-verbal, mais ils se gardent bien de refuser les jetons de présence. Couze Charles et Condurant sont censurés à leur tour et privés de leurs jetons, mais en présence de leurs excuses et de leur repentir, la Compagnie, en bonne mère, leur fait remise de la peine de l'exclusion en leur refusant toutefois les jetons.

La jalousie s'en mêlait, il se formait des cabales, et quelquefois il y avait tumulte dans les assemblées, ce qui est commun à toutes les époques, Pendant que de Jussieu et Flurant étaient gardes-jurés, ils furent chargés de poursuivre les sieurs Patichet et Vergomates, droguistes; les frais effectués par ces deux maîtres furent trouvés trop considérables par quelques membres, et ceux-ci profitèrent de cette occasion pour chercher à évincer de Jussieu, sous prétexte qu'il était juré depuis quatre ans et que chacun devait avoir, à son tour, sa part des honneurs. Ils firent décider qu'à l'avenir les jurés ne pourraient dépenser plus de 10 livres sans l'autorisation de la Compagnie; ils s'emparèrent du registre de la communauté et y consignèrent une violente protestation contre de Jussieu, mais le prévôt des échevins réunit la Compagnie, qui donna gain de cause à ce dernier et ordonna que la protestation couchée par écrit fût annulée.

En 1777, il y eut une séance fort orageuse; il s'agissait de nommer les syndics, le maître Corréard ayant ajouté en signant le procès-verbal qu'il protestait contre les nominations faites qui n'étaient, disait-il, que le résultat d'une cabale, il s'ensuivit un grand tumulte; les autres membres protestèrent contre la protestation de Corréard, et celui-ci en colère, déclara qu'il ne mettrait plus les pieds aux séances. Il paraît que la colère lui passa, car à l'expiration des pouvoirs des syndics qu'il n'avait pas voulu reconnaître, on voit son nom figurer de nouveau parmi les signataires des procès-verbaux.

Si la Compagnie tenait, comme on le voit, à l'observation de ses règlements parmi ses membres, elle ne cessait de veiller aux intérêts de la corporation. Ayant appris, en 1762, par des affiches, que la pharmacie des ci-devant jésuites était à vendre sans que la communauté eût été interpellée pour savoir si les drogues étaient bonnes, elle défendit à tous les maîtres d'acheter une drogue quelconque et leur ordonna, dans le cas où ils achèteraient quelques urnes ou vaisseaux en contenant, de jeter ces drogues dans la place ou la cour de ladite pharmacie, sous peine d'être blâmés et exclus de la chambre.

En présence de certains abus, la Compagnie, estimant qu'on ne doit s'écarter des statuts et règlements sans se rendre coupable envers le souverain, envers le public et envers soi-même, décide, en 1782, que les syndics s'entendraient avec le collège de médecine pour visiter le plutôt possible, à une heure non prévue, toutes les officines, afin de constater en présence des médecins que les apothicaires de Lyon sont bien pourvus de drogues simples, de compositions tant galéniques que chimiques, qu'ils sont seuls capables et en état d'exercer la pharmacie, et qu'à tous autres il doit être interdit même de préparer des médicaments simples.

Nos devanciers devaient attacher une grande importance à ces constatations faites par les médecins, qui ne pouvaient qu'inspirer une grande confiance au public, puisqu'en 1773, Leymarie avait fait consigner, sur beau parchemin possédé par la chaire de M. le professeur Crolas, l'attestation d'une députation de médecins, parmi lesquels nous citerons Rostaing, Rast, Pestalozzi, de Boissieu, qui déclarent avoir trouvé chez le savant et honnête pharmacien Leymarie l'*Electuarium de psyllio correctum* et la *Theriaca Andromachi senioris* préparés en conscience, avec des drogues choisies et selon les règles de l'art.

Déjà, à cette époque, l'autorité faisait appel à la science de ces maîtres. En effet, en 1781, une ordonnance de police, signifiée par l'huissier Charcot, donnait mission à la Compagnie d'analyser le contenu de plusieurs paquets cachetés et désignés sous différentes dénominations. La Compagnie nomma une commission composée d'Albouÿ, Tissier, Lanoix et Macors, à l'effet de procéder à l'expertise de ces paquets dans le laboratoire du confrère Tissier et de présenter un rapport. Dans sa séance du 26 novembre suivant, la Compagnie déclara que l'analyse avait été faite selon toutes les règles de l'art et parfaite autant qu'elle pouvait l'être dans les présentes circonstances. Un tel résultat n'est pas surprenant, attendu que chaque année un membre de la Compagnie, à son tour de rôle et suivant l'ordre du tableau, était désigné pour faire pendant le cours de l'année des démonstrations de chimie aux élèves des maîtres.

Pendant longtemps l'Antidotaire de Nicolas Myrepsus a été le seul ouvrage de pharmacie qui servit de guide aux pharmaciens de notre ville. Il devait être même, pour ainsi dire, le Codex de la profession de notre pays jusqu'en 1637 ; mais les apothicaires de Lyon qui s'occupaient déjà de sciences ne pouvaient rester en arrière, d'autant plus que depuis longtemps différents ouvrages concernant notre art avaient été imprimés dans notre ville.

En effet, en 1589, sous Henri IV, parut à Lyon, d'après notre savant confrère M. Gilbert, qui est un intéressant historien de la pharmacie, de même que M. Grave, de Mantes, un ouvrage qui eut un grand retentissement : *Les premiers discours sur la préparation des médicaments contenant les raisons pourquoi et comment ils doivent être*, par Claude Damiot.

En 1610, Boudet, rue Mercière, à la Croix d'or, édita un traité *du bon choix des médicaments*, par Ludovicus Estmuler.

En 1619, Antoine Colin, maître apothicaire juré de la ville de Lyon, publia, avec le consentement du procureur du roy et la permission du lieutenant général de la sénéchaussée et présidial de Lyon, une traduction d'une histoire écrite en latin : *Des drogues et épiceries et d'autres médicaments qu'on recueille ès Indes et en Amérique*. Cette histoire, contenant de nombreuses gravures, fut annotée avec critiques et augmentée par Colin (1).

Nous ne pouvons résister au plaisir de citer deux ou trois exemples de la manière dont, à cette époque, on traitait la matière médicale.

En ce qui concerne le sang-dragon, l'auteur dit : « L'Evesque de Carthage a apporté depuis peu de jours en çà de la terre ferme du nouveau monde, le fruict de l'arbre duquel sort la larme laquelle on appelle communément sang-dragon. Or ce fruict est du tout admirable, car dès aussitôt qu'on luy oste la peau duquel il est couvert par dessus, tout soudain on voit apparoître un petit dragon, élabouré avec un grand artifice de nature qu'il semble avoir été taillé par quelque excellent ouvrier, ayant le col un peu long, la gueule ouverte, l'espine du dos pleine d'aiguillons, la queue longue et des pieds d'aigle bien acérés. » Il va sans dire que la gravure montre le fameux dragon tracé sur le fruit. Maître Colin ne peut admettre le fait.

(1) Bibl. du palais Saint-Pierre.

Pour ce qui est du camphre : « C'est une gomme, non une moëlle ou cœur, comme Avicenne et d'autres austeurs le prétendent ; il sort du bois comme la sueur sort du corps. Celui de Bornéo est composé de milliers de grains, la plupart sans valeur. On trouve dans certains écrits arabes que l'article se compose de quatre espèces, la teste, la poitrine, les cuisses et les pieds. Naturellement la teste est la partie qui a le plus de valeur. »

Quant à la racine de Chine (squine), l'auteur nous dit : « Cette racine croist en un endroit de la Chine, or d'autant qu'en cette province la grosse vérole sort, laquelle quelques-uns appellent mal de Naples, les autres mal Français, les Portugais rongne d'Espàgne, Dieu tout bénin et miséricordieux a donné cognoissance aux habitants dudit lieu d'une certaine racine, laquelle croist en leur pays, à seule fin qu'ils puissent remédier à cette maladie. »

Il est très curieux de voir sur la planche qui accompagne cet article, en même temps que la racine, les animalcules que celle-ci doit tuer et qui ont une grande ressemblance avec un acarien et un ascaride, ce qui prouve qu'à cette époque l'on attribuait la maladie à des infiniment petits. Certainement, la théorie microbienne actuelle n'est que la théorie des anciens, revue, corrigée et considérablement augmentée par suite des moyens d'investigation qu'on possède aujourd'hui, puisqu'elle va jusqu'à déclarer que chaque phtisique fournit dans ses crachats 365 *milliards* (?) de microbes par an, sans compter les spores. Un médecin arabe, Ehm Radouan, n'a-t-il pas reconnu, il y a déjà plus de huit cents ans, la présence de germes pathogènes dans l'eau du Nil, puisqu'il conseille de la filtrer après l'avoir mise en contact avec des substances antiseptiques et surtout de la faire non seulement bouillir, mais encore *cuire*, c'est-à-dire de la porter à une température au-dessus de 100° ? En fait de système comme en toute autre chose, il est permis de dire : *Nihil sub sole novum*.

Mais déjà Bauderon, médecin charollays exerçant alors à Macon, avait publié en 1603, chez Rigaud, libraire rue

Mercière, une *paraphrase du Codex lyonnais*. Cet ouvrage (1), dont la préface est adressée à *Messieurs les pharmaciens célèbres et sincères du royaume*, contient la formule du serment des apothicaires, qui n'est en définitive qu'une pâle imitation du serment hippocratique des médecins, lequel débutait ainsi : « Nous jurons d'abord et promettons solennellement de faire nos leçons en robe longue à grandes manches, ayant le bonnet carré sur notre tête, le rabat sur le cou et la chausse d'écarlate à l'épaule. » Le serment des apothicaires, que quelques malins ont souvent interprété d'une manière bouffonne, a été remplacé dans la loi de germinal par cette simple formule : « Je jure d'exercer ma profession avec probité et fidélité. » Ce serment est encore en vigueur au point de vue de la loi, mais son accomplissement est tellement tombé en désuétude dans la pratique, que la plupart des pharmaciens et des fonctionnaires en ignorent l'obligation.

Dans sa paraphrase, Bauderon donne, au sujet de la préparation et des effets des médicaments, des explications physiologiques très amusantes. Ainsi, en parlant de la poudre composée de galanga qui servait à préparer un électuaire, il dit : « La base est le galanga dont la vertu dans cet électuaire est conduite au cerveau par les girofles, macis et gingembre, aux poulmons par le calament, au foye par le nard indien, aux reins, vessie et matrice par les semences. »

A propos des poudres aromatiques, il nous apprend que dans la diatragantha froide « le camphre est mis en petite quantité pour ce que la ténuité de ses parties est assez suffisante pour faire pénétrer la froideur encrassante de sa base.» Qui se douterait que dans les pilules majeures d'hermodactes on introduit les myrobolans contre *l'injure* de l'aloès? Cette injure de l'aloès est capable de faire rêver. Il y aurait à glaner au milieu des éclegmes ou loochs et des sirops thoraciques. Citons cependant le sirop thoracique de pavot « dont les testes de pavot sont la base et dans lequel les

(1) Bibl. de la ville.

penides (1) et le sucre sont mis tant pour lénir et déterger que pour encrasser et conserver leurs vertus » et le « sirop de cichorée escrit par son auteur Nicolas Florentin au livre cinquième, chapitre de l'épilation du foye ».

N'oublions pas de dire que lorsqu'on pratique l'incision des racines destinées à une infusion ou à une décoction, il faut se servir, d'après la recommandation de Bauderon, d'un « trenchet de cordonnier ».

Cet ouvrage fut réédité en 1627 par le docteur Bauderon-Brice, fils du précédent, qui publia la pharmacopée de Bauderon en deux livres. Ce second Bauderon ne devait pas être tendre pour les apothicaires. L'auteur ayant attribué certaines propriétés à la confection d'alkermès, « électuaire qui prend son nom de sa base la soye crue tainte au suc de la graine que l'on teinste en écarlate », un apothicaire d'Avignon eut l'outre-cuidance de ne point partager ses vues dans une feuille de papier ployée en huit, imprimée à Aix en Provence ; aussi Bauderon, qui ne peut oublier son rôle de médecin, s'écrie : « Par son discours je n'y cognois qu'un babil animé de l'aveugle passion de celuy qui luy suggère ces raisons pour côtrecarrer messieurs les professeurs royaux de l'Université de Montpellier qui ont l'esprit plus subtil qu'il n'a la démar-che pesante et je les trouve aussi froides que l'eau des fontaines lorsque le soleil, monté en son Peyrou, chauffe le lion pour accroistre la soif de la canicule. » Quel pathos nous baille là le brave docteur dans sa rage caniculaire !

En 1783, Sauvageon publia à Lyon une nouvelle édition de Bauderon, annotée et augmentée (2). Cet auteur nous raconte que la *Thériaque simple* fut premièrement com-posée par Andromache de Candie, premier médecin en doctrine et expérience de ce cruel Néron, empereur des Romains, qui fit mourir saint Pierre et saint Paul, son maître Sénèque et sa propre mère. Andromache lui imposa d'abord le nom

(1) Sucre cuit en consistance d'électuaire épais, de forme cylindrique, rondo ou torse, comme le sucre d'orge, mais n'ayant ni la couleur, ni la saveur de celui-ci.
(2) Bibliothèque de la Ville.

de *Galène*, qui signifie tranquille, parce que son usage rendait tranquilles ceux qui étaient atteints de la peste ou empoisonnés, ou mordus par des bêtes vénimeuses. Longtemps après, les médecins l'appelèrent Thériaque, à l'imitation de Nicandre, poète grec, qui nomme Thériaque tout médicament alexitaire (1), ainsi que le fait Galien, qui appelle les *Aulx*, *Thériaque des pauvres*.

Puisque nous parlons de la Thériaque, nous ne devons pas oublier de mentionner l'*Eau Thériacale*, qui formait un des chefs-d'œuvre. Bauderon fils expose comment et pourquoi M. Bauderon, son père, a composé cette eau : « En l'an mil cinq cent soixante-six, le ravage de la peste fut si grand qu'on le peut comparer aux contagions les plus vénéneuses et véhémentes qui ayent esté jamais et dont la mémoire en reste parmy les historiens. Pour lors, la mort moissonnoit tellement les hommes, qu'elle sembloit menacer de sa faulx le soudain retour du monde dans le précipice de son premier chaos, ce qui contraignit Bauderon, mon père, de composer cette eau qu'il a surnommée thériacale, pour cause de la thériaque, sa base. » Grâces soient rendues à Bauderon et à son eau thériacale, qui nous ont sauvés du chaos.

Citons encore la *Hierre* (2) *Diacolocynthi Pachii*, qui avait pour base la coloquinte, nous dirons, si cela peut intéresser le lecteur, que nous en sommes redevables à Pachius, natif d'Antioche, auditeur de Philénide Catinens. Ce Pachius devait être un malin, car il tint sa préparation secrète, se contentant d'en tirer profit ; c'était tout bonnement un spécialiste qui fit école, puisque nous verrons tout à l'heure Meyssonnier en faire tout autant. A la mort de Pachius, le proconsul d'Antioche trouva son livre dans sa bibliothèque et y lit des choses rares dignes d'un empereur romain, amateur de lettres ; aussi, il s'empressa de l'envoyer à Tibère César (sous le règne duquel notre Sauveur et rédempteur

(1) Antispasmodique qui chasse poison et venin.
(2) Hierre (saint, grand, sacré), préparation consistant en poudres composées, qui mélangées avec du miel, formaient, en somme, un électuaire très épais.

souffrit mort et passion), qui communiqua incontinent la recette à son médecin Scrivonius.

Au sujet de *l'onguent basilicum* qui répond à l'onguent nutritivum ou tétrapharmacum de Galien, appelé nutritivum parce que dans cette préparation la litharge agitée au mortier avec le vinaigre et l'huile rosat est *nourrie*, l'auteur nous dit que la pharmacopée du collège de Lyon ajoutait à l'onguent basilicum du suif de bouc et de la térébenthine pour le rendre plus efficace.

Il ne faudrait pas croire que le chef-d'œuvre *unguentum apostolorum* fut ainsi appelé parce que les apôtres l'avaient inventé ou qu'ils s'en servaient pour guérir les malades; Sauvageon nous fait observer que les apôtres n'usaient point de drogues pour guérir; si cet onguent porte ce nom, c'est parce qu'il est composé de douze drogues, sans y comprendre l'huile ; ce qui ferait bien treize.

Mentionnons, par exemple, l'emplâtre de *Vigo cum ranis*, qui faisait travailler le cerveau des apothicaires, attendu que l'auteur n'avait pas spécifié s'il fallait mettre les grenouilles des marais ou des étangs, ou celles qui demeurent par les buissons et sautent sur les arbrisseaux. Sauvageon est d'avis qu'il ne faut pas être si scrupuleux, il suffit de prendre des grenouilles grasses et vives. Je crois bien qu'aujourd'hui bon nombre de confrères ne poussent pas le scrupule si loin.

On ne se douterait pas que le *sirop de Bétoine* est dû à « Benoît Textor, natif de Pont-de-Vaux, ville de Brecce, à trois lieues de Mascon, excellent médecin et bon praticien qui *florissait* sous le règne de François II ».

Et le *Syrupus Saporis de pomis*, en voilà un qui devait être fier de son origine, puisqu'il est ainsi nommé « de Sapor, roy des Mèdes et des Perses qui subjugua l'empereur de Rome Valérien l'an après la nativité de Notre Seigneur Jésus-Christ, deux cent soixante, par lequel il fut composé ; de cecy, on peut colléger le syrop avoir esté longtemps composé avant le règne de Godefroi de Buillon qui conquesta la Palestine Judée et Syrie, l'an mil nonante-neuf, époque à laquelle le célèbre auteur Mésué, appelé le luminaire de l'apothicairerie, florissait à Damas. »

Enfin, en 1693, François de Verny, de Montpellier, imprima à Lyon une nouvelle édition, revue et augmentée de la pharmacopée de Bauderon.

Si nous nous sommes étendu sur la pharmacopée de ce dernier, c'est parce que c'était un ouvrage important pour l'époque, puisqu'il eut tant d'éditions successives ; c'est à tel point, qu'un des maîtres apothicaires de Lyon, Jules de la Grive, qui n'était pas le premier venu, puisqu'il a été, croyons-nous, un des gardes jurés, adressa à Bauderon l'épigramme suivante, à l'occasion de sa paraphrase :

En ceste paraphrase a très docte escriture
Tu dois (amy lecteur) tant de fois te mirer
Que des médicaments l'excellente structure
(Nécessaire à chacun) ne cesses d'admirer.
Ce n'est encore assez, mais il faut que plus outre
Les rais de tes deux yeux ostances hardiment
Et tu verras comment l'antidote s'accoustre
Pour à toutes langueurs donner allégement.
Duquel ayant appris le docte théorique
Qui se doit en tous arts recevoir premièrement
Ci après y joiguant la fréquente pratique
Tu pourras recevoir parfaict contentement.

Dans l'intervalle, en 1624, avait paru chez Rigaud, rue Mercière, à la Fortune, le grand dispensaire médicinal, contenant cinq livres des institutions pharmaceutiques avec une pharmacopée ou antidotaire fort accompli, par Louis de Serres (1).

L'auteur nous raconte dans cet ouvrage que les médicaments ont besoin, pour être efficaces, d'être préparés comme les aliments qui « non bouillis ou rostis, sont plus propres aux bestes que pour les hommes, et n'appartient qu'aux bœufs et aux juments de manger du foin et d'ers qui n'ont eu une autre préparation que la nature leur a donnée et la mer produict des insectes pour les petits poissons et des petits poissons innocents pour la nourriture des grands, sans y apporter autre artifice.

(1) Cabinet de M. le professeur Crolas et pharmacie de l'Hôtel-Dieu.

« L'homme seul criminel devant Dieu est privé de ce bien luy donnant la terre pour son supplice qui ne luy donne ne pain ne vin, ne autre chose qu'à la sueur du visage et après un travail insupportable, là où les oyseaux du ciel et les bestes à quatre piés jouyssent les premiers de son travail. »

En 1626, François Nesme, maître apothicaire à Lyon, publiait une pièce de vers qui est contenue dans les œuvres de Jean Renou.

En 1653, est imprimée à Lyon *l'Histoire générale des plantes*, de Delechamps et Jean du Moulin, qui s'intitulaient *médecins fameux*.

En 1655, Antoine du Pinet fit paraître chez Claude Prost, rue Mercière, à l'enseigne de la Vérité, *ses commentaires sur la matière médicale*.

En 1658, Lazare Meyssonnier, natif de Mâcon et professeur au Collège de médecine de Lyon, publia sa *pharmacopée accomplie*, imprimée chez Huguetan, rue Mercière, à l'enseigne de la Providence (1). Dans sa préface, qu'il intitule « curieuse aux maîtres apothicaires », et qu'il termine par ces mots « Messieurs, votre affectionné en tout ce qui dépendra de moy pour les obliger », l'auteur reconnaît l'importance de l'autorité des apothicaires qui a commencé à l'époque où les Arabes ont introduit leur influence en Europe « ce qu'on apprend tant par le cinquième livre du canon d'Avicenne que par le recueil qu'a fait Mésué soubs le nom de *grabadin*, c'est-à-dire abrégé de secrets, dans la première partie duquel sont tirés la plupart des remèdes composés qui se trouvent dans les pots et boëtes des apothicaires ».

Meyssonnier ne peut parler du vin Chalybé sans dire un mot de l'*Hippocras* « qui est une ancienne pièce de boutique des apothicaires que par recognaissance de la foy hommage deu aux médecins anciens les apothicaires avaient coutume d'en faire présant de quelques bouteilles au commencement de l'année » mais, hélas ! la mode avait une tendance à se perdre, au désespoir de notre auteur, « par le faict

(1) Bibliothèque de la ville.

de l'avarice de quelques médecins qui sans scrupule de compromettre leur dignité commençaient à s'entendre avec les apothicaires pour gagner quelques misérables testons. »

Ce qu'il y a de curieux c'est que Lazare Meyssonnier fut bel et bien un précurseur émérite des spécialistes; il guérissait les fièvres au moyen d'une poudre de sa composition qu'il tenait secrète et qu'il disait vraiment angélique, la tenant « de l'instruction d'un ange qui est le divin et médicinal saint Raphaël, auquel après Dieu il rendrait grâces pendant toute sa vie. » La réputation de cette poudre étant devenue universelle, d'après l'auteur, une fois que celui-ci « a été fortifié dans la pensée que lui donne la vraye doctrine de Jésus-Christ de l'Eglise catholique qui nous enseigne de faire le bien « il crut devoir en publier la formule pour le bien de tout le monde. Cette poudre n'était qu'un mélange de séné, de scammonée, d'asarum, de crème de tartre, etc. Il est fort probable qu'à ce moment-là Meyssonnier avait fait sa fortune.

Lazare Meyssonnier termine ainsi sa pharmacopée : « ceux qui auront dessein de voir comme avec quinze de ces remèdes, on peut pratiquer toute la médecine, auront recours à mon *Médecin françois* pour y apprendre ce secret. »

Meyssonnier était il un croyant convaincu, mais fanatique, ou simplement un spécialiste charlatan de première force, comme il y en a tant de nos jours ? Je laisse à chacun le soin de résoudre la question qui nous importe peu, du reste.

La *Pharmacopeæ Lugdunensis reformatæ* fut imprimée en 1674 et en 1683 parut à Lyon une nouvelle édition de la pharmacopée de Charras.

C'est encore dans notre ville que le Dr Vitet fit imprimer en 1778 chez les frères Périsse, rue Mercière, la *pharmacopée de Lyon* ou exposition méthodique des médicaments, de leurs vertus, de leur préparation, de leur administration et des espèces de maladies où ils sont indiqués (1).

Cet ouvrage, que notre confrère M. Lambert (de Bron) a si-

____

(1) Bibliothèque de la ville.

gnalé à l'attention de la Société de pharmacie, et qu'il a fait connaître par une intéressante note publiée dans le *Bulletin de pharmacie*, est tout à la fois un traité de pharmacie, de chimie, de matière médicale et de thérapeutique. Son succès fut mérité, car il marquait un grand progrès relativement aux pharmacopées antérieures. On ne trouve pas dans cette pharmacopée les théories plus ou moins grotesques des devanciers; il faut même dire que, sous le rapport des vertus de la plupart des médicaments, Vitet est sceptique en diable : à propos de la thériaque, par exemple, il dit : « de même que nos devanciers l'ont réformée, de même nos descendants la réformeront *sans pouvoir en faire un remède utile.* » Il est à présumer que notre docteur aimait mieux manger les écrevisses que de les prescrire comme médicament, puisque, d'après lui, les écrevisses vivantes, dont le suc était ordonné dans certaines affections catarrhales, sont sans valeur comme remède.

Si Vitet est mal renseigné sur la provenance des drogues exotiques, il est par contre intéressant au point de vue de la flore locale, à cause des renseignements qu'il fournit sur l'ancienne géographie botanique de la région lyonnaise.

Cette nomenclature d'ouvrages pharmaceutiques parus dans notre ville, bien qu'incomplète, prouve qu'au XVIIIe siècle, la science pharmaceutique à Lyon était loin de rester en arrière du mouvement qui se produisait de toutes parts ; aussi la place que la Compagnie des pharmaciens prend alors dans la science, et les services qu'elle rend à la société, l'autorisent à solliciter auprès des ministres la faculté pour les pharmaciens de faire eux-mêmes des soldats miliciens en remplacement des garçons apothicaires, appelés pour le service militaire, dont la présence dans les officines est urgente au point de vue de l'intérêt public, et à demander plus tard, en 1778, la création à Lyon d'un collège de pharmacie à l'instar de celui qui avait été créé en 1777 en faveur des maîtres de Paris.

La communauté de Lyon tenait si fort à cette dernière prérogative, qu'elle chargea une commission de répondre aux observations faites par les médecins de la ville qui s'opposaient naturellement à cette demande, et qu'elle promit à son avocat, s'il faisait *collégier* la communauté, outre les honoraires, une *politesse* en rapport avec le service rendu.

Quelques années après, un événement des plus importants vint changer dans notre pays la face de la société entière et porter de profondes modifications dans l'existence des associations.

La Compagnie des apothicaires de Lyon fut appelée en 1789 à désigner des délégués chargés de la représenter à l'assemblée du tiers-état, qui devait se tenir à l'Hôtel de Ville dans le but de prendre part à la rédaction des cahiers des doléances, plaintes et remontrances, et de concourir, après la rédaction des cahiers, à la nomination des députés chargés de porter lesdits cahiers à l'assemblée que M. le Lieutenant général de la sénéchaussée à Lyon devait tenir le 14 du mois de mars ; de plus, les délégués avaient mission de donner aux députés tous pouvoirs généraux et suffisants de proposer, remontrer, aviser et conseiller tout ce qui peut concerner les besoins de l'état, la réforme des abus, l'établissement d'un ordre fixe et durable dans toutes les parties de l'administration, la prospérité du royaume, le bien de tous et un chacun des sujets du roy.

En conséquence, le 3 mars 1789, les maîtres en l'art de pharmacie de la ville de Lyon, convoqués extraordinairement, tinrent leur assemblée dans une des salles de l'hôtel du Concert, ou académie des arts, place du concert, paroisse de Saint-Nizier, par devant le conseiller du roy, notaire à Lyon. Étaient présents : MM. Jean-Jacques Albouy, doyen, Pierre Place, Guivaudet, Mathieu Mercier, Pierre Ménissier père, Jean Malinas, ancien apothicaire aide-major des armées du roy, François Corréard, Jean-Baptiste Lanoix, ancien apothicaire aide-major des hôpitaux militaires, des Sociétés royales, d'agriculture de Lyon et de Turin, Anthoine Delcaire, François Caratery, syndic, Paul Macors, ancien aide du premier apothicaire de Monsieur, frère du Roy, second syndic, François Duclos, Antoine Raynal, Joseph

Bourre, François Barre, gradué, Gaspard Jordan, premier adjoint, Marc Ambroise, Nicolas Deschamps, l'aîné, Jean-Claude Bizot, André Roux, Etienne Menissier fils, second adjoint, Pierre-Gacon Antoine, troisième adjoint, Alexandre Deschamps le jeune, quatrième adjoint, tous maîtres en pharmacie composant plus des trois quarts de leur corps et communauté.

Les maîtres Ménissier père et Malinas furent délégués, et eurent l'honneur de concourir, au nom de la pharmacie lyonnaise, au grand acte politique qui allait se jouer et bouleverser notre pays.

Nous voici donc arrivés à une période où à Lyon, comme sur tous les points de la France, la pharmacie va entrer dans une nouvelle phase. Sans doute l'édit de 1777 du roy Louis XVI avait opéré un changement considérable dans la constitution de notre art, en établissant l'égalité entre tous les maîtres apothicaires par la suppression des privilèges des apothicaires commensaux du roy, en édictant une loi applicable sur tous les points du royaume, et en reconnaissant officiellement, comme dit le roy, dans les considérants de cette loi « *que la pharmacie est une des branches de la médecine* », proposition qui séparait complètement la pharmacie de l'épicerie avec laquelle elle avait été pendant longtemps confondue, mais c'est au mois d'avril 1803 que parut la loi connue sous le nom de loi de germinal an XI, qui ouvre la période contemporaine et qui nous régit encore.

Les maîtrises et les jurandes étant supprimées, la communauté des apothicaires de Lyon devait forcément disparaître pour faire place à une société nouvelle. En effet, le *dernier* procès-verbal des séances de la communauté, qui relate la nomination des *citoyens* Caratery et Deschamps l'aîné en qualité de syndics et des citoyens Macors, Barre et Antoine Deschamps le jeune en qualité d'adjoints, est daté du 9 frimaire an X de la République française, c'est-à-dire, du 9 décembre 1802.

Avant de parler de la nouvelle Société, qui devait prendre à bref délai la place de l'ancienne corporation, nous devons rendre un hommage bien mérité à nos devanciers lyonnais, qui ont lutté vaillamment, même au prix des plus grands sacrifices, pour soutenir leurs droits et leurs intérêts menacés, pour élever de plus en plus leur profession dans la hiérarchie sociale, et qui y sont arrivés par leur honnêteté et par les services rendus. Nous ne devons pas oublier que leurs règlements, marqués au coin du bon sens, ont servi de guide à leurs successeurs, et sont sur bien des points l'objet des regrets d'un grand nombre de confrères contemporains. Il suffit, en effet, de parcourir la liste des revendications actuelles de la pharmacie lyonnaise, pour constater que certains desiderata exprimés de nos jours étaient réalisés du temps de nos bons apothicaires de Lyon.

La Société réclamait, avons-nous dit, l'établissement d'un collège de pharmacie. L'article premier d'un projet de loi, en date du 13 août 1803, établissait qu'un collège semblable à celui de Paris serait institué dans vingt-deux villes du royaume, parmi lesquelles se trouvait Lyon ; mais ce projet ne fut pas réalisé, et par arrêté du 25 thermidor an XI, Lyon fut compris dans la division de l'arrondissement de Strasbourg. Dès lors la communauté disparut complètement, et les maîtres lyonnais n'eurent plus le droit de conférer le diplôme. Désormais, les postulants devaient subir les examens devant un jury composé de deux médecins et de quatre pharmaciens, sous la présidence d'un professeur de l'École de Strasbourg.

Le premier jury qui fonctionna à Lyon fut composé du professeur Gilibert, médecin, du Dr Rochard, commissaire de Strasbourg, et des quatre pharmaciens Tissier, Macors, Carlhant et Gavinet. Le premier diplôme conféré par ce jury fut accordé probablement à Bruno Guillermond, qui devait remplir par la suite un rôle important dans la Société de pharmacie de Lyon.

Les membres du jury, qui remplaçaient les anciens maîtres jurés, furent chargés, comme ces derniers, de l'inspection des officines et de la répression des abus, mais malgré toutes les réclamations faites auprès de ce jury, l'état de la pharmacie devint si précaire à Lyon, qu'en 1803, lors du passage de l'empereur dans cette ville, les pharmaciens lui firent parvenir une adresse.

Cette démarche ne pouvait guère changer la situation ; l'empereur et son gouvernement avaient autre chose à faire que de s'occuper de la pharmacie lyonnaise ; aussi, quelques-uns des anciens maîtres, comprenant fort bien que sans l'union entre eux, sans une association, la pharmacie péricliterait de plus en plus à Lyon, conçurent le projet de se constituer en société.

En 1806, sur l'initiative de Tissier, Pelletier, Barre, Deschamps et Caratery, ces deux derniers provoquèrent une réunion préparatoire à laquelle se rendirent Darmès, Gavinet, Michel, Mouchon, Vincent, Deschamps jeune, les deux fils Tissier, Antoine, Pelletier, Seigneuret, Carlhant le jeune et Laleau. Dans cette réunion, il fut décidé qu'il serait formé immédiatement un noyau composé des cinq membres, Tissier père, Deschamps aîné, Macors, Tissier fils le jeune et Pelletier, chargé de préparer un règlement, et au scrutin duquel seraient soumis en attendant le règlement, les confrères qui voudraient faire partie de la Société.

On se mit résolument à l'œuvre, et la Société, berceau de la Société actuelle, fut constituée et autorisée le 13 août 1806, par arrêté de M. Champagny, ministre de l'Intérieur, qui en approuva le règlement.

Depuis lors, ce règlement a subi à différentes époques des modifications importantes. Dans le principe, il fallait pour être admis dans la Société, qui portait naturellement le titre de *Société de Pharmacie de Lyon*, entre autres conditions : 1° résider, exercer ou avoir exercé la pharmacie à Lyon ; 2° présenter un mémoire ; 3° être reconnu de mœurs et de qualités sociales ; 4° payer en entrant un droit d'admission de 20 fr.

En 1818, dans la séance du 19 septembre, présidée par Tissier père, la Société adopta une modification portant que le nombre des titulaires serait *limité* pour Lyon et les faubourgs au nombre de *trente ;* que la Société ne s'occuperait exclusivement dans ses séances que des questions scientifiques, et qu'il serait interdit de faire toutes propositions qui auraient pour objet un intérêt particulier ou des réclamations concernant l'exercice de la pharmacie. Elle forma en même temps un comité du contentieux, composé de deux membres désignés chaque année et réunis aux membres du bureau, auquel serait confiée l'étude des questions relatives à la suppression des abus.

Ce règlement fut encore revisé vers 1831 ; désormais les membres du bureau étaient nommés pour deux ans. Les postulants devaient avoir exercé la pharmacie à Lyon au moins pendant deux ans, et le droit d'entrée était porté à 30 fr.

Imprimé de nouveau en 1842 avec d'autres modifications, ce règlement vient d'être récemment l'objet d'une révision de la part de la Société qui a adopté de nouveaux changements dont nous dirons quelques mots plus loin.

On peut bien supposer que la transition entre la corporation des apothicaires et la nouvelle Société de pharmacie fut ménagée par ce fait qu'un certain nombre de membres de l'ancienne communauté contribuèrent à la formation de la nouvelle ; c'est ce qu'il est facile de constater en examinant la composition primitive de la Société, que nous reproduisons à titre de souvenir.

BUREAU (année 1806.)

TISSIER père, Président honoraire.
BARRE, Président.
DESCHAMPS, aîné, vice-Président.
MACORS, Secrétaire-général.
PELLETIER, Secrétaire.
TISSIER fils, le jeune, Secrétaire-adjoint.
MICHEL, Trésorier.

Conservateur du laboratoire et Bibliothécaire.

DESCHAMPS le jeune.

Membres titulaires

BARRE, place de la Comédie des Terreaux.
BLANC, rue St-Marcel.
CARATERY, rue Neuve.

CARLHANT, place des Terreaux.
DARMÈS, place Confort.
DESCHAMPS aîné, rue St-Dominique.
DESCHAMPS le jeune, rue Lanterne.
GAVINET, place Bonaparte.
GUILLERMOND, place Grenouille.
GUINET, rue Buisson.
LALEAU, rue Neuve.
MACORS, rue St-Jean.
MICHEL, grande rue Mercière.
PELLETIER, à l'angle des rues Sirène et du Bât-d'argent.
PILET, avec M. DESCHAMPS l'aîné, son beau-père, rue St-Dominique.
TISSIER père, place des Terreaux.
TISSIER fils aîné, rue des Bouquetiers.
TISSIER fils le jeune, chez son père, place des Terreaux.
VINCENT, au bas de la grande-Côte

Membres vétérans.

LANOIX, au faubourg de la Guillotière.

Associés.

BARRE fils, chez son père, place de la Comédie.
MACORS fils, chez son père, rue St-Jean.

Correspondants.

BOULLAY, pharmacien, et membre de la Société de pharmacie de Paris, à Paris.
BOMPOIS, pharmacien, et professeur à l'Ecole de médecine de Gênes, à Gênes.
CLUZEL oncle, pharmacien, et membre de la Société de pharmacie de Paris, à Paris.
CLUZEL neveu, *idem*, à Paris.
DESCHAMPS fils, pharmacien, à Vienne.
MAGNES, pharmacien, membre du Jury médical, à Toulouse.
PARMENTIER, membre de l'Institut et de la Société de pharmacie de Paris, et de la Légion d'honneur, à Paris.
PLANCHE, pharmacien, et membre de la Société de pharmacie de Paris, à Paris.
RAYMOND, professeur à l'Ecole spéciale de chimie appliquée aux arts, à Lyon.
ROYER, pharmacien, à Seurre, département de la Côte-d'Or.
TISSET, pharmacien, à Châlons-sur-Marne.

Parmi les premiers titulaires de la Société nouvelle, plusieurs, tels que Caratery, les deux Deschamps, Gavinet,

Macors, Barre, Tissier et Lanoix, avaient appartenu à l'ancienne corporation et servirent de trait d'union entre les deux périodes de l'ancien et du nouveau régime.

Nous signalerons d'une manière spéciale le vétéran Lanoix qui, après avoir tenu son officine dans la rue des Capucins, se retira au faubourg de la Guillotière, où il faisait, pour ainsi dire, de la pharmacie gratuite au profit des malheureux.

Lanoix, natif de Larche, en Limousin, mourut à l'âge de cent quatre ans. Aussi, quelques-uns de nos doyens actuels ont pu le connaître. Le Dr Pointe publia à la mort de ce confrère une notice biographique dans laquelle il ne manqua pas de signaler que Lanoix avait inventé un four à cuire le pain, chauffé au charbon; invention qui, d'après le biographe, n'était pas sans valeur, mais qui ne survécut pas à son inventeur.

Dans un travail sur l'enseignement de la médecine à Lyon avant 1789, publié récemment dans le *Lyon Médical*, par le Dr Chappet, l'auteur dit en parlant de Lanoix: « ce doyen de la savante Compagnie possédait sans doute, dans son officine, des substances aptes à produire la longévité, car il mourut plus que centenaire. »

D'après notre confrère V. Lambert, Lanoix attribuait sa longévité à l'influence du baquet du célèbre Mesmer, qu'il conservait précieusement sous son lit. Une tige métallique reliée au baquet entourait le lit qu'il enveloppait ainsi d'un courant galvanique. M. V. Lambert a pu examiner cet appareil sur place.

Il est permis de supposer que Lanoix tenait ce baquet de L. de Jussieu, parce que ce savant Lyonnais dont les parents étaient collègues de Lanoix, avait en 1784 défendu Mesmer dans un rapport officiel, et cela malgré l'avis d'un autre membre de la commission nommée par le gouvernement pour examiner la doctrine de l'habile médecin; mais ceci n'est qu'une hypothèse purement personnelle.

La Société de pharmacie ne pouvant plus délivrer le diplôme de maître voulut néanmoins en avoir un pour ses membres.

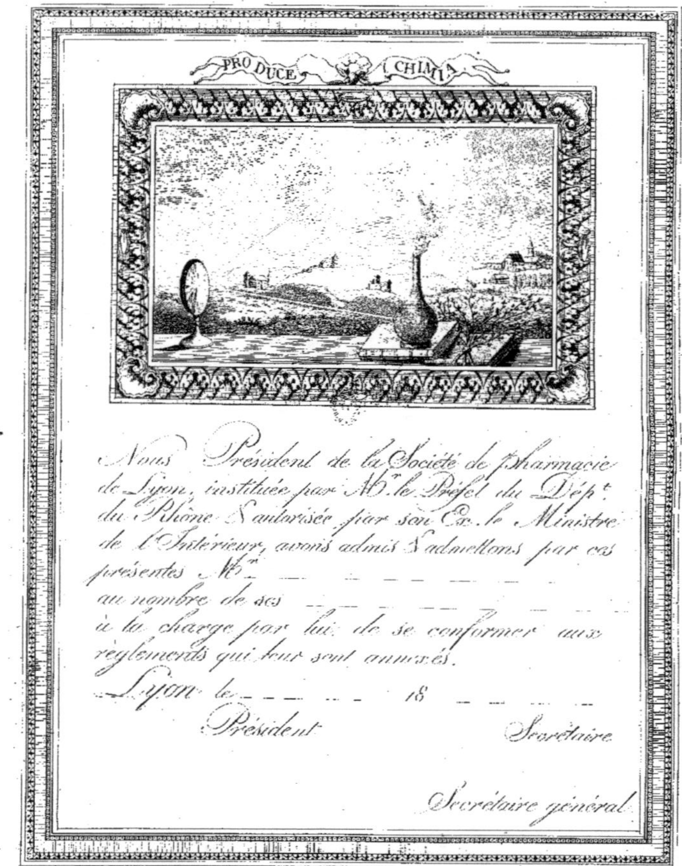

Nous   Président de la Société de Pharmacie
de Lyon, instituée par M.ᵉ le Préfet du Dép.ᵗ
du Rhône & autorisée par son Ex. le Ministre
de l'Intérieur, avons admis & admettons par ces
présentes M.ʳ
au nombre de ses ___________________________
à la charge par lui de se conformer aux
réglemens qui leur sont annexés.

Lyon le _______ 18 _____

Président   Secrétaire

                                    Secrétaire général

Ce diplôme, dont la gravure sur cuivre existe dans les archives de la Société, mérite une attention particulière. Le frontispice représente le soleil faisant, par l'action des rayons solaires renvoyés sur une bouteille au moyen d'un miroir, bouillir et évaporer un liquide contenu dans cette bouteille. On sait bien que lors du siège de Syracuse, Archimède incendiait les vaisseaux ennemis au moyen de miroirs ardents, mais l'action de la chaleur solaire utilisée pour la cuisson des aliments et pour la distillation a été mise en pratique, il y a un petit nombre d'années seulement, par M. Mouchot, dont les appareils ont figuré en 1867 à l'Exposition internationale de Paris ; il est curieux de trouver sur le diplôme de notre Société l'idée mise en pratique par M. Mouchot.

La Société voulut faire aussi frapper des jetons pour ses séances. En 1808, elle décida que ces jetons n'auraient pas la forme octogone, comme ceux de l'ancienne corporation, et elle adopta un modèle ; naturellement, nos confrères devaient subir l'engouement du jour pour le chef de l'État, que le succès des batailles couvrait de gloire, et une des faces du jeton reproduisit l'effigie de Napoléon le Grand. Ces jetons deviennent de plus en plus rares, parce que la Société les a renouvelés en 1834 ; or, à ce moment, il ne fallait plus songer à conserver la tête de Napoléon. Nos confrères, estimant dans leur prévoyance que s'il fallait changer l'effigie à chaque nouveau régime, cela pourrait arriver trop souvent au détriment de leurs ressources, adoptèrent définitivement l'effigie de Galien, qui est le personnage consacré.

Quant à la seconde face du jeton, elle représente, outre les trois règnes de la nature, une *Hermatina salutifera*, ce qui équivaut aux trois divinités suivantes : Hermès, inventeur de la chimie, Athénée, mère de la science, et Hygia, déesse de la santé. Ces derniers jetons sont ceux que possède actuellement la Société de pharmacie de Lyon.

Formée par des hommes de valeur et ayant pour correspondants des professeurs et des membres de l'Institut, la Société de pharmacie signale ses débuts par des travaux d'utilité générale, qui devaient justifier l'attente du gouverment, et produit la première année de son existence un grand travail d'hygiène publique, ayant pour objet l'analyse chimique d'un grand nombre de puits et de fontaines de Lyon et des faubourgs ; cette question était capitale pour la population de la ville, comme elle l'est encore de nos jours dans tous les pays. Jugeant que l'indication et le rapport des substances que ces eaux tiennent en dissolution donneraient des renseignements utiles aux médecins et des indications précieuses pour l'industrie et les arts, elle décide que, vu son importance, ce travail sera l'œuvre de toute la Société et qu'il sera réparti entre tous ses membres.

Ce travail, publié avant la fin de 1807 et vendu au profit du bureau de bienfaisance, comprend 180 analyses et renferme un intéressant tableau comparatif. Il permet de remarquer que nos confrères ont employé, entre autres réactifs des sels calcaires, le savon, qui forma plus tard la base de l'hydrotimétrie de Boudet.

Ce travail, était d'une importance d'autant plus grande, que la Société signalait à la population lyonnaise, comme nous venons de le dire, la valeur qualitative des eaux, non seulement au point de vue de l'alimentation, mais encore au point de vue de l'industrie si considérable de notre ville.

Les eaux furent trouvées insolubles sur quelques points : « En Serin, hors et près des casernes ; dans la rue de l'Enfant qui pisse, maison Clavière ; dans la rue des Capucins, maison Gauthier ; à la place de la Pyramide, n° 97 ; à Bourgneuf, pompe neuve du côté de la Saône ; à la place du Change, temple des protestants ; dans la rue Grenette, maison Bauquis ; dans la grande rue Mercière, maison Saint-Antoine ; dans la rue Ferrandière, n° 40 ; dans la rue des Souffletiers, maison Décrine ; dans la rue de la Monnaie, maison Durand ; dans la rue Thomassin, maison Vernay ; dans la rue Raisin, n° 29 ; dans la rue Paradis, maison Marchand ; dans la grande rue de l'Hôpital, maison Dodet. »

Nous avons cru devoir signaler ces eaux insalubres parce que plusieurs de ces fontaines ont peut-être échappé aux nombreux changements opérés dans notre ville par la voirie et que, dans ce cas, il serait intéressant de savoir si depuis cette époque la constitution chimique des ces eaux n'a pas été modifiée.

Depuis lors, les eaux de Lyon ont été l'objet d'un grand nombre de travaux, depuis, surtout, que la quantité distribuée à ses habitants ayant été reconnue insuffisante, il a fallu en chercher de nouvelles. L'idée de la Société a été réalisée de nouveau en 1860 par Séeligman, chimiste du service municipal de la ville, qui a analysé l'eau de presque tous les points de la ville, et dont les résultats au point de vue de l'analyse chimique sont d'accord avec ceux de la Société ; notre collègue, M. Ferrand, s'est aussi fortement occupé de cette question, et dernièrement, un de nos jeunes confrères, M. E. Prothière, a présenté à la Faculté une thèse sur le même sujet ; ce dernier a fait lui-même un grand nombre d'analyses de ces eaux de la ville, et nous avons vu avec satisfaction que notre confrère n'a pas manqué de signaler dans sa thèse le travail de nos anciens maîtres.

Ce travail fut apprécié par les autorités, par les associations savantes et par les académies, qui toutes s'empressèrent d'envoyer à la Société leurs éloges et leurs remercîments ; aussi, l'administration ne manqua pas, dans maintes circonstances de recourir à ses lumières, car, en dehors des travaux faits en commun, divers membres de la Société se livraient à des études particulières, qui jetaient de l'éclat sur la compagnie. Ainsi, son président, Tissier père, commença par communiquer la même année un mémoire pour établir la *surphosphorescence des corps* par des observations et des expériences personnelles sur l'onguent napolitain doublement mercuriel, et dans lequel il traitait en même temps de l'*électricité, de la galvanisation*, etc.

Ce n'était que le prélude des nombreux et savants travaux dont lui et ses collègues allaient doter la Société et qui devaient donner à celle-ci un grand prestige auprès des corps savants et de l'administration ; d'autant plus que la Société s'occupait des falsifications des denrées alimentaires pour les signaler à l'autorité, et qu'elle cherchait les moyens de suppléer à des produits exotiques tels que le café, par exemple, dont le pays était alors privé, par des succédanés fournis par les iris, les glands, les orchidées, etc.

Aussi, en 1808, à la demande de Monseigneur l'administrateur du département, le Préfet invite la compagnie à lui donner des renseignements sur la fabrication, les produits et les procédés nouveaux employés dans le département pour se procurer le sirop de raisins ; il la consulte la même année sur la nature des eaux minérales sortant de la montagne de Châtel, signalées par le maire de la commune de Vaux, canton de Villefranche.

Les commissaires de police s'adressent également à elle. Le commissaire Colin lui demande son avis sur la qualité de certains poissons, et son collègue Allard la charge de procéder à l'analyse de quelques eaux suspectes. Bien plus, Tissier et Barre sont chargés d'analyser les organes d'un individu soupçonné mort par empoisonnement. L'ardeur de nos confrères va même si loin, que l'un deux propose à la Société de faire gratuitement les analyses pour les tribunaux. C'était, il faut en convenir, un désintéressement quelque peu exagéré, et qui, probablement, trouva peu d'écho.

Il n'est pas surprenant que dans ces conditions, l'administration ait accordé à la Société la faculté de jouir de trois chambres faisant partie au Conservatoire des arts et métiers de celles qui étaient occupées auparavant par la Chambre de commerce, à la charge toutefois pour la Société de pharmacie de faire les réparations qu'elle jugerait nécessaires.

Prévoyant l'étendue des travaux qui pourront lui être imposés, selon les circonstances, la Société décide, sur le rapport de Pelletier, Barre et Deschamps, qu'un laboratoire de chimie sera créé par elle dans l'emplacement que le Conservatoire des arts veut bien lui concéder, à côté de la salle dans laquelle elle est autorisée à tenir ses séances, et que Deschamps sera nommé conservateur, et chargé en même temps de la bibliothèque. L'idée partait d'un bon naturel, et nos confrères comptaient beaucoup sur l'empressement et sur la générosité de leurs collègues, mais la besogne était grosse, et ils faisaient comme la Perette du Pot au Lait de notre bon Lafontaine.

Aujourd'hui, nous chercherions vainement la trace de ce laboratoire, qui fut réuni bientôt après, à cause du petit nombre des instruments de chimie qu'il possédait, au laboratoire de la ville, dont Tissier était professeur, et qui disparut complètement en 1813, par un arrêté du maire de Cazenove, à cause du danger d'incendie qu'un laboratoire pouvait faire courir au Conservatoire ; toutefois, .les expériences de la Société furent autorisées au laboratoire de M. Raymond, qui se trouvait isolé du grand bâtiment.

Quant à la bibliothèque, qui devait s'enrichir successivement des dons faits par les membres les plus zélés, et dont le nombre des volumes était en 1831 de 90; elle est devenue veuve de ces ouvrages, dont la nomenclature seule existe dans les archives de la Société, et parmi lesquels nous citerons, entre autres, les traités de chimie de Thénard, de Bouillon-Lagrange, de Lavoisier, de Bayen, de Boerhaave, de Macquer; la botanique de Tournefort, de de Candolle, les pharmacopées de Charras, de Lemery, de Bauderon, de Vitet ; la Flore lyonnaise, par Balbit, etc., etc.

Munis du laboratoire qui vient d'être créé, Tissier, Macors et Pelletier demandent que la Société tienne tous les ans quatre séances publiques, dans chacune desquelles il sera procédé à la préparation de produits tels que : l'éther sulfurique, le mnriate d'antimoine, la confection d'hyacinthe, l'extrait de quina, afin de capter d'une manière honnête et certaine la confiance des médecins et du public.

Au fur et à mesure qu'elle avance, la Société voit grossir le nombre des travaux qui lui sont présentés, et s'étendre le cercle de ses relations. Un grand nombre de membres correspondants, français et étrangers, tiennent à honneur de lui appartenir; il suffira de citer Parmentier, Fourcroy, Cluzel, Boullay, Planche, Riboud, correspondant de l'Institut, Gay, de Montpellier, Bergougnhoux, directeur des poudres et salpêtres de la ville, Varennes de Fenil, vice-président de la Société d'agriculture de Lyon, Peschier de Genève, plus tard Chevalier, Robinet, etc., etc.

Ces membres correspondants envoient des travaux qui, ajoutés à ceux des titulaires, occupent les séances. C'est ainsi que Peschier adresse des communications sur l'acide kramérique, Cap sur les produits du ratanhia, Batillat, de Mâcon, sur le sirop obtenu de la fécule amylacée par l'acide sulfurique, Guillermond sur les opiums et les quinquinas, Tissier sur un procédé pour obtenir l'éther suave, bon et exempt d'acide sulfureux, pendant que Boullay envoie des articles d'intérêt professionnel ; sans compter une foule d'observations faites par les uns et les autres sur la préparation des médicaments.

Cependant, la Société ne marchait pas sans quelques tiraillements. Dès 1807, elle avait formé, comme nous le savons, un comité de contentieux composé de trois membres spécialement chargé de la répression des abus, et malgré les démarches de ce comité auprès du jury médical, les résultats ne contentaient pas tous les membres de la Société, qui, pour une raison ou pour une autre donnaient leur démission, comme Caratery, qui aurait voulu toucher ses jetons sans être obligé d'assister aux séances, comme Darmès et Antoine, auprès desquels la Société envoie une députation pour leur démontrer que ces procédés la *fatiguaient*.

Aussi, malgré tous ses travaux, la Société semble dépérir, car le nombre des titulaires descend à dix-huit. Quelques membres estiment que dans ces conditions, l'activité de la Société ne peut plus être assez grande, et qu'il y a lieu de modifier le règlement.

Dans la séance du 22 août 1818, Tissier, invité par le doyen d'âge Laleau à occuper le fauteuil de la présidence, propose d'alimenter les séances par la revision de toutes les formules des médicaments de la localité, qui, en usage seulement à Lyon, ne sont point inscrites au Codex, mais qui pourront en former un appendice. C'était là une proposition fort judicieuse, que nous avons entendu formuler bien souvent, sous une autre forme, par M. A. Lambert, de Bron, le secrétaire actuel de la Société.

Tissier exprime en outre le désir que la Société forme par

la libéralité des siens un cabinet de drogues simples ou musée pharmaceutique, dont la démonstration serait faite chaque année aux élèves ; il propose encore d'indiquer les opérations d'économie domestique et les objets de salubrité publique susceptibles d'être améliorés, et qui seront l'objet de rapports faits par les membres, tels que l'analyse complémentaire des eaux de Lyon ; l'analyse de l'air atmosphérique de la ville, pris dans divers quartiers et à différentes hauteurs ; l'analyse de tous les remèdes dont le débit secret ou public n'a pas été autorisé ; le tableau de la science à Lyon, relativement au secours à donner aux asphyxiés ; la recherche des falsifications de plus en plus en usage dans la localité ; la nécessité de surveiller les établissements et les manufactures, dont le travail peut donner lieu à des dégagements de gaz délétères.

Il y avait dans ce programme, où l'hygiène tenait une grande place, de quoi alimenter largement les séances, et pourtant le zèle des membres ne répondit pas à l'attente des promoteurs, et la Société suspendit ses séances vers le milieu de l'année 1819.

Dans ce temps-là le jury médical se composait de Martin et Richard de la Prade, docteurs-médecins et de Tissier jeune, Garnier fils et Dupasquier, pharmaciens.

Deux ans plus tard, en 1821, plusieurs membres demandent que la Société reprenne ses séances ; les uns voudraient agrandir la sphère de son action, en appelant dans son sein toutes les personnes qui s'occupent de physique, de chimie, d'histoire naturelle ou de salubrité publique, proposition qui a été faite de nouveau à la Société actuelle, mais d'autres font observer, avec juste raison, que cette mesure changerait le caractère professionnel de la Société, et qu'il y a suffisamment, à Lyon, d'autres associations scientifiques ; finalement, on se contente de supprimer le droit d'entrée.

La Société prend une vigueur nouvelle, surtout à partir de 1825, époque à laquelle furent admis un grand nombre de confrères, qui ne sont point des inconnus pour une partie de la génération actuelle, et qui lui apportèrent le contingent de

leurs lumières et de leur expérience. Parmi eux, nous citerons Pelletier fils, Signoud, Pictet, Dériard, Richard, Aguet-
tant, Boissonnet, Carlhant, Dupasquier aîné, Dupasquier
jeune, Jot, Idt, Davallon, Dauvergne; le nombre des titulaires
s'élève jusqu'à quarante-deux en 1829.

Elle entre alors dans une phase vraiment laborieuse. Guillemin communique son travail sur la jusquiame noire, et
Tissier démontre que les cristaux qui se forment sur l'extrait de cette plante sont composés de nitrate de potasse;
Souchon, des Brotteaux, fait connaître ses travaux sur la tein-
ture au bleu de Prusse connu sous le nom de bleu Souchon;
Jot fait part de ses expériences sur les ïodiques, et Idt
signale la présence des sels magnésiens dans quelques
eaux de la ville; Tissier donne le moyen de reconnaître
un mélange d'huile de colza et d'huile de lin ou d'œillette,
et communique l'analyse d'une eau minérale carbonatée
ferrugineuse de Neuville-sur-Saône; Saxe reconnaît, par
l'observation, l'anéantissement de l'odeur du musc par l'eau
de fleurs d'oranger; Boitel signale une falsification du
safranum; Guillermond entretient la Société de ses travaux
sur l'opium et sur le moyen d'obtenir les sels contenus dans
les substances végétales en séparant l'extractif du principe
colorant par le charbon animal; Davallon s'occupe de la
préparation de l'essence et de l'alcoolat du copahu. Les correspondants Chevallier, Robinet, entretiennent des relations
fréquentes; le professeur Gay, auteur de la pharmacopée de
Montpellier, sous la direction duquel nous avons eu la bonne
fortune de faire nos premiers pas dans la carrière pharmaceutique, adresse de nombreuses observations; il serait trop
long de citer les travaux de Tissier, Guillermond, Pelletier,
Guillemin, Jot, Davallon, etc.

Il ne faudrait pas croire cependant que les questions scientifiques seules intéressaient et occupaient la Société, les
nécessités de la vie obligeaient ses membres à s'occuper
également des intérêts professionnels, comme cela avait eu
lieu pour leurs prédécesseurs, comme cela devait arriver
pour leurs successeurs, et nous savons que dès sa naissance,

la Société avait formé une commission spéciale à laquelle incombait le soin de veiller aux intérêts de la profession.

Déjà en 1807, la Société avait été saisie de la question de la limitation du nombre des officines. On voit que cette question, traitée au congrès de Lille en 1866, ensuite au congrès international de Paris en 1867, portée de nouveau à l'ordre du jour de l'Association générale des pharmaciens de France par M. Huguet, de Clermont-Ferrand, et reprise actuellement par le syndicat de la Drôme, est loin d'être nouvelle.

Nos confrères de 1807 ne voulant pas lancer un tel desideratum sans connaître l'opinion des pharmaciens des grandes agglomérations, demandèrent l'avis des sociétés de Paris et de Bordeaux, qui ne partagèrent pas leur opinion. La société de Bordeaux répondit notamment par une longue lettre (1), de laquelle nous extrayons le passage suivant : « Le tourbillon dévastateur qui a renouvelé jusque dans leur fondement toutes les institutions sociales de France n'a pas ménagé la pharmacie, le génie du mal l'a plutôt annihilée par la formation d'un jury, le plus vénal qu'il fût possible de former, puisqu'au mépris de la loi rendue sur la pharmacie, il a reçu vert et sec tout ce qui s'est présenté, quelle que soit l'impéritie des aspirants, les exemptant même de la confection des chefs-d'œuvre voulus par la loi, moyennant finances, ce qui a permis de peupler les villes et les faubourgs d'une grande quantité de pharmaciens. » Néanmoins, tout en reconnaissant l'efficacité du principe, nos confrères bordelais croyaient la limitation impraticable. Sur ce point, la pharmacie bordelaise n'a point changé, croyons-nous, d'opinion.

Les Lyonnais, ne se sentant pas appuyés par leurs confrères de Paris et de Bordeaux, laissèrent cette idée dormir dans leurs cartons jusqu'en 1866.

Bien d'autres idées, mises en avant par cette Société, ont été, dans la suite, réalisées par d'autres. Ainsi, l'idée de la création d'une pharmacie centrale, dont on fait gloire à Dorvault et dont les premiers jalons ont été posés par la Société

(1) Archiv. de la Soc. de ph.

de l'Est, a été émise en 1828 au sein de la Société de pharmacie de notre ville par Quinson-Bonnet, pharmacien à
Romans, qui lui adressa un mémoire détaillé (1), traitant
d'une association mutuelle entre tous les pharmaciens du
royaume, pour l'achat en commun et sans intermédiaires de
toutes les drogues, et étudiant même les modes d'organisation de cette association au moyen d'un certain nombre de
succursales.

En 1829, Jot, l'enfant terrible de la Société, parce qu'il
faisait sans cesse des propositions ou des récriminations
qu'on lui pardonnait aisément à cause de ses nombreuses
communications scientifiques, demande la création d'une
caisse de prévoyance, pour venir au secours des maîtres
nécessiteux. Peschier voudrait pour les pharmaciens le titre
de *Docteur;* un autre membre réclame l'institution d'une
chambre de discipline, et Benoist propose la confection d'un
tarif de médicaments pour les pharmaciens de Lyon.

Une commission composée de Pelletier, président, Guillermond, Parrayon, Buisson, Boitel, Lisnard, Saxe, Jandet et
Parisel, secrétaire, se met à l'œuvre, et le tarif paraît en 1836.
Nous avons voulu comparer les prix portés sur ce tarif avec
ceux du tarif adopté de nos jours par le Syndicat, et nous
avons constaté que, d'une manière générale, soit pour les
drogues, soit pour les préparations, les prix de l'ancien tarif
sont fixés au double et même au triple, si l'on tient compte
de la diminution de la valeur monétaire; il suffira de citer
trois ou quatre exemples pris au hasard. Parmi les produits
chimiques fréquemment employés : l'acide acétique cristallisé
est coté 2 fr. l'once, au lieu de 0 fr. 75; l'acide citrique 2 fr.,
au lieu de 0 fr. 40; l'acide tartrique 0 fr. 75, au lieu de 0 fr. 25;
l'ammoniaque liquide 0 fr. 30, au lieu de 0 fr. 10; le bromure
de potassium 3 fr., au lieu de 1 fr. 50; les sels d'or 0 fr. 50 le
grain, au lieu de 0 fr. 25; les sels de morphine 0 fr. 40 le déci-
gramme, au lieu de 0 fr. 20. Parmi les préparations, prenons
au hasard : le baume de Commandeur 0 fr. 75 l'once, au lieu

____

(1) Archiv. de la Soc. de ph.

de 0 fr. 40 ; le baume de Fioraventi 0 fr. 60, au lieu de
0 fr. 40 ; le baume opodeldoch 2 fr., au lieu de 1 fr. Les eaux
distillées varient de 0 fr. 20 à 0 fr. 50 l'once, au lieu de
0 fr. 10 à 0 fr. 20, et tout est à l'avenant ; et cependant, malgré les bas prix du tarif actuel peu rémunérateur, des confrères ont encore la triste et funeste idée de baisser eux-
mêmes les prix des médicaments.

La Société avait en même temps grand souci de son existence propre et de sa vie intime. Ce n'est pas toujours qu'elle
recevait de nouveau dans son sein des membres qui avaient
jugé à propos d'en sortir. Si en 1825, à la demande de Michel,
elle inscrit sur son tableau Seigneuret, le prédécesseur de
notre confrère V. Lambert, elle refuse d'admettre Antoine, et
sur cette observation de Jot qu'un membre de la Société ne
doit pas vendre des remèdes secrets, elle refuse, à l'unani-
mité, d'admettre Émile Mouchon.

Bien que parmi les modifications introduites à diverses
reprises dans le règlement, la Société n'ait pas introduit d'une
manière précise celle qui consiste dans le droit de refuser ou
d'expulser tout membre qui, par une publicité bien plus pré-
judiciable que la vente d'un remède secret, se rend indigne
au point de vue professionnel, dans la pratique elle agit
comme si cette clause existait dans le texte. Cela est tellement
vrai que dans une lettre adressée en 1831 au maire de Lyon,
à propos de la vente des remèdes secrets, Tissier, secrétaire,
déclare au nom de la Société, qu'elle repousse constamment
de son sein, tous ceux qui se livrent à des actes illégaux et
de charlatanisme.

Une réunion de quelques pharmaciens de Lyon, tenue au
palais des Arts, en 1824, avait invité la Société à prendre
l'initiative d'une convocation adressée à tous les pharmaciens
de la ville. Cette invitation ne resta pas sans écho et une
Commission du contentieux fut de nouveau nommée en 1825 ;
celle-ci ne voulant pas perdre son temps s'unit immédiatement aux Sociétés de Paris, Toulouse et Rouen pour voter le
texte d'une pétition envoyée au ministre, afin de réclamer
une loi d'organisation différente de la loi de partialité, disait-

elle, qui régit la profession. Cette démarche fut faite à l'occasion d'un projet de loi déposé par le gouvernement sur les
bureaux des Chambres. Hélas! combien de projets de ce genre
n'avons-nous pas vu éclore sans résultat depuis 1825 !

La Commission demanda en même temps la fermeture de
la pharmacie du dispensaire, sous la condition que les pharmaciens de la ville en feraient le service d'après un tarif réduit,
et que chacun d'eux prendrait un abonnement annuel de
30 fr. ; cette démarche ne put aboutir et se heurta inévita-
blement contre un refus de l'Administration.

Comme, malgré les efforts de la Société, un grand nombre
de ses membres se retiraient sous prétexte que la Commission
du contentieux ne faisait pas disparaître les abus, celle-ci
essaya de secouer la pharmacie française en donnant un
branle-bas. Elle fit distribuer en 1828 un mémoire et des
pétitions contre les abus, réclamant la refonte complète de la
loi de germinal, demandant aux Chambres la suppression du
jury médical, la création d'une chambre de discipline élective,
l'abolition du diplôme d'herboriste, la vente des eaux minérales par les pharmaciens seuls, la défense pour les hôpitaux
et les communautés de débiter des médicaments en dehors de
leurs établissements, en un mot, réclamant absolument ce
que la pharmacie demande encore aujourd'hui.

Ces préoccupations conduisent la Société jusqu'en 1831;
un grand débat s'élève alors dans son sein à propos de lettres
qui lui sont adressées de différents côtés contre les établissements religieux, et notamment contre la pharmacie de
l'Hôtel-Dieu. L'année suivante, la Société fait imprimer un
mémoire signé Guillermond, Pelletier, Richard et Deschamps,
relatif à l'exercice illégal de la pharmacie fait par les hôpitaux et les congrégations religieuses de la ville (1).

Ce mémoire, très précis et très complet, constate que « si
dans quelques villes du royaume l'abus a eu un terme, grâce
à la fermeté des magistrats qui ont su faire respecter la loi,
il n'en est pas de même à Lyon, ville où la bienfaisance et

____

(1) Arch. de la Soc.

une active émulation de charité ont créé pour intermédiaires, entre le riche et le pauvre, des comités nombreux dont s'honorent de faire partie les hommes les plus élevés par leur rang et leur fortune ; à Lyon, ville pieuse entre toutes, que les congrégations ont choisie pour berceau et où, par des affiliations fort étendues, elles peuvent disposer d'un immense ascendant ; à Lyon, où plus qu'ailleurs, les réclamations des pharmaciens ont éprouvé de la résistance, où de hautes influences y ont conspiré en faveur des abus qui, surtout à l'Hôtel-Dieu, semblent défier toute répression. »

Après beaucoup de démarches, les pharmaciens avaient enfin réussi à convaincre le ministre de la légitimité de leurs griefs, et cette fois ils croyaient à la tardive victoire de leurs droits ; ils pensaient que les pharmacies illégalement établies par les congrégations religieuses et les hospices allaient être fermées au public, et déjà ils remerciaient la justice ministérielle qui avait donné, le 9 juillet 1831, les instructions suivantes au préfet du Rhône, par cette circulaire du ministre d'Argout :

« Paris, le 9 juillet 1831.

« Monsieur le Préfet, j'ai l'honneur de vous transmettre une réclamation formée par le sieur Pelletier, au nom des Pharmaciens de Lyon contre l'établissement illicite de plusieurs pharmacies desservies dans les différens quartiers de cette ville par des femmes appartenant à divers ordres religieux.

« D'après un avis de l'École de médecine de Paris, le Ministre de l'Intérieur a bien autorisé en 1802 les sœurs de charité à préparer, dans les hospices particuliers dont la direction leur est confiée, des tisanes, des potions huileuses, des potions simples, des loochs simples, des cataplasmes, des fomentations, des médecines et autres médicamens magistraux.

« Ces dispositions ont été étendues aux établissemens de secours à domicile. On a même pensé depuis que l'on pouvait, dans l'intérêt des classes pauvres et sans nuire à personne, laisser les sœurs de charité vendre à bas prix, avec l'autorisation de l'administration dont elles dépendent et sur la prescription des hommes de l'art, les médicamens ci-dessus désignés ; mais il leur a toujours été interdit de préparer ni vendre des remèdes officinaux, tels que les sirops composés, les pilules, les électuaires, les sels, les emplâtres, les extraits, les liqueurs alcoholiques et généralement tous ceux dont la bonne préparation est subordonnée à l'emploi de manipulations compliquées.

« Telles sont les règles que vous devez vous attacher à faire exécuter. Si les sœurs des hospices de Lyon ne s'y conformaient pas, il serait de votre devoir de leur interdire absolument la faculté de préparer et livrer au public aucune espèce de médicamens, en leur appliquant dans toute leur rigueur les dispositions de la loi du 21 germinal an XI.

« Si d'autres personnes dans la ville tenaient des officines clandestines, vous devriez les faire fermer immédiatement.

« Vous voudrez bien me faire connaître les mesures que vous aurez prises, s'il y a lieu, pour faire droit à la réclamation des Pharmaciens de Lyon.

« Agréez, etc.

« Signé : D'ARGOUT. »

Le préfet n'avait plus qu'à se conformer à des ordres supérieurs ; il arriva néanmoins que la volonté ministérielle, d'ordinaire si puissante, échoua contre l'abus, comme s'y étaient brisées autrefois les sentences du conseil des rois et des parlements, et que la loi resta la plus faible.

Un changement de préfet arrivé la même année fit croire un instant à une plus ferme direction de l'administration locale, d'autant plus que le nouveau préfet Gasparin, auparavant administrateur du département de l'Isère, avait écrit en ces termes à M. Hugerot, pharmacien à Vienne :

« Monsieur,

« J'ai l'honneur de vous informer que d'après une décision rendue le 31 janvier dernier par M. le Ministre de l'Intérieur, sur la réclamation que vous lui avez adressée directement, j'invite MM. les administrateurs des hospices de votre ville à cesser la vente des médicaments officinaux au public.

« Si cette disposition ne s'exécutait pas et qu'il me parvînt de nouvelles plaintes sur son infraction, j'interdirais aux sœurs de charité la faculté de préparer et livrer par elles-mêmes aucune espèce de remèdes.

« Agréez, Monsieur, etc.

« *Le Préfet de l'Isère,*
Signé : GASPARIN. »

Les pharmaciens de Lyon s'appuyaient, pour soutenir leurs réclamations, sur les lois suivantes dont les dispositions ont interdit aux hospices et aux communautés religieuses le droit de vendre des médicaments :

L'édit de Marly, de mars 1707 : Art. 26. — Nul ne peut, sous quelque prétexte que ce soit, exercer la Médecine, ni donner aucun remède gratuitement dans les villes et bourgs du royaume, s'il n'a obtenu le degré de licencié dans quelqu'une des Facultés de médecine, à peine de cinq cents livres.

L'arrêt du Conseil du roy, du 24 septembre 1731 : Art. 27. — Sa Majesté veut que tous religieux mendians ou non mendians soient et demeurent compris dans la prohibition de l'article précédent.

Le Roy en son conseil a évoqué à soy et à son conseil le fond des demandes et contestations des parties, et y faisant droit : ordonne que les lettres-patentes du mois de février 1660, portant confirmation et homologation des statuts et règlemens de la communauté des maîtres-apothicaires de la ville de Lyon : l'édit du mois de mars 1707 et autres édits et règlemens concernant le fait dont il s'agit, seront exécutés selon leur forme et teneur; en conséquence, Sa Majesté fait défenses aux recteurs et administrateurs du grand hôpital de Notre-Dame-de-Pitié du pont du Rhône de ladite ville, de vendre ou permettre de vendre ou débiter dans la maison dudit hôpital, aucunes compositions, confections, emplâtres, huiles, onguents, sirops et autres préparations tant galéniques que chimiques, concernans ou dépendans de l'Apothicairie et Pharmacie, sous les peines portées par lesdits édits, statuts et règlemens, sans que sous prétexte du présent arrêt les parties puissent à l'avenir se pourvoir, etc.

La déclaration du 25 avril 1777, encore en vigueur : Ne pourront les communautés séculières ou régulières, même les hôpitaux et religieux mendians, avoir de Pharmacie, si ce n'est pour leur usage particulier et intérieur : leur défendons de vendre et débiter aucunes drogues simples ni composées, à peine de cinq cents livres d'amende.

Ces textes divers, y compris l'arrêt du 24 septembre 1707, sont autant de lois; il faut ajouter l'arrêt de la Cour du 20 août 1769 et la transaction de 1784 que nous avons déjà mentionnés. Or, rien dans la loi de germinal ne vient abroger, pas même contredire, soit virtuellement, soit expressément, la déclaration de 1777.

Mais l'Hôtel-Dieu ne restait jamais à court; il avait autrefois trouvé un drôle de biais pour éluder la loi. Les faits consignés dans l'arrêt du parlement de 1767 apprennent comment les sœurs, jalouses de se mettre scrupuleusement d'accord avec la loi, avaient imaginé de renoncer à la vente des médicaments. On avait eu soin d'adapter le tronc des pauvres tout près de la pharmacie ; quelqu'un recevait-il un médicament, il remettait aussitôt à la sœur un écu de 6 livres ; l'écu tombait dans le tronc des pauvres avec le son d'une méritoire aumône....., puis la sœur rendait quarante sols en monnaie ; on ne vendait plus, on donnait !

Dans la suite, l'Hôtel-Dieu se contenta de prendre un pharmacien diplômé, confirmé dans l'efficacité de cette mesure par une lettre que le Dr Prunelle, maire de Lyon, avait adressée, le 8 décembre 1830, au préfet du Rhône.

Cette mesure n'était que fictive et dérisoire. Dès 1804, Malinas, vieillard septuagénaire, qui avait été en 1785 l'un des chefs de la corporation, devenu incapable de gérer sa propre pharmacie, avait été nommé pharmacien de l'Hôtel-Dieu, et depuis cette époque la place était donnée dans les mêmes conditions. On peut en juger par la lettre suivante adressée, en 1833, à un médecin par le frère Batayron, naguère modeste employé à la recette des ponts, chargé de délivrer les billets de passage et devenu le directeur d'une pharmacie qui, dans la seconde ville du royaume, jouissait du plus riche achalandage.

« Monsieur,

« Veuillez, s'il vous plaît, proscrire autant que possible des médicamens
« qui sont tout préparés dans une Pharmacie d'hospice et de bienfaisance,
« mais je pense que l'hydrochlorate d'or ne se trouverait pas dans cette
« série de médicamens, ainsi que la cochenille ; je me suis fait un plaisir
« de vous obliger *en préparant ces médicamens*, mais mes occupations
« ne me permettent pas de rester à la fenêtre ou à la Pharmacie pour
« attendre venir de telles ordonnances, et *comme je ne confie cela à per-*
« *sonne*, pour le bien du malade, je me ferai toujours un plaisir de vous
« être utile quand vous m'en jugerez capable.

« Votre tout dévoué serviteur, Batayron.

« Le 10 janvier 1833. » (1)

Il serait injuste de ne pas reconnaître que les choses ont bien changé sur ce point. Aujourd'hui, la préparation des

(1) Mémoire cité.

médicaments, sinon leur délivrance aux malades, est exécutée par des internes en pharmacie nommés au concours, c'est-à-dire par l'élite des élèves, et l'administration confie la direction des pharmacies des hospices de Lyon à des hommes honorables, instruits, habiles; il suffit, pour constater le fait, de citer les noms des professeurs Cauvet, Cazeneuve, Florence, Guérin, et de MM. Aubert, Fournie, Lacomme, Magnin, Porteret et Volff, pharmaciens de 1re classe.

Quant à l'asile départemental de Bron, qui n'appartient pas à la même administration, il a pour pharmacien en chef le savant secrétaire de la Société de pharmacie, M. A. Lambert.

Dans le courant de cette année 1831, il se passa un fait qui peut expliquer le sort de la bibliothèque de la Société, dont le nombre des volumes était alors de près de cent. L'administration municipale ayant formé le projet de créer une bibliothèque commune entre toutes les sociétés savantes de la ville par la réunion de leurs bibliothèques particulières, la Société de pharmacie fut sur sa demande comprise dans le nombre, et dut verser à la bibliothèque générale les ouvrages qui lui appartenaient, oubliant le proverbe : « Il vaut mieux prêter de l'argent à un ami que des livres, l'argent se rend quelquefois, les livres jamais. »

De 1832 à 1840, la Société voit arriver successivement Parrayon, Taboureau, Chappelle, père de notre confrère, Bruchon, Malignon oncle, Boissonnet, Alex. Guillermond, Lisnard, Buisson, Émile Mouchon ; ces membres viennent coopérer à l'œuvre commune, chacun selon ses aptitudes.

Parmi les membres de la Société, les uns font de la science : Parisel s'occupe des embaumements, Ormancey donne un procédé pour préparer l'huile de moutarde, Mouchon est l'auteur de nombreux travaux sur la bromatologie, les saccharolés liquides, les produits du frêne, la salsepareille, etc.; Guillermond communique ses travaux sur l'opium et sur les cristaux observés dans l'extrait de ményanthe; Boitel, Davallon et d'autres ajoutent leurs travaux et alimentent les séances, qui sans cela risqueraient quelquefois d'être dépourvues d'intérêt, si nous nous en reportons au procès-verbal de la séance du 3 mars 1832, signé par le secrétaire Davallon. Ce procès-verbal, en effet, se borne à nous apprendre « qu'il n'y avait rien à l'ordre du jour, et que la séance s'est passée familièrement à causer autour du feu sur des sujets qui ne sont pas susceptibles d'être mentionnés dans un procès-verbal. » Sans doute, nos anciens éprouvaient parfois le besoin de se dérider un peu.

D'autres membres portent principalement leur attention sur les questions professionnelles ; comme toujours, ceux-là sont les plus nombreux, bien peu, hélas ! pouvant vivre de la science pure. La discussion sur le projet d'une droguerie centrale et générale réclamée par Taboureau revient sur le tapis, ainsi que celle de la limitation du nombre des officines, reprise par Lisnard ; Guillermond demande que les élèves soient obligés de se faire inscrire à la mairie pour régulariser leurs certificats et valider leur temps de stage ; Pelletier exprime l'avis que la Société signale au préfet l'inertie du jury médical, due principalement aux médecins qui en font partie.

De temps en temps la Société se révolte contre ses membres qui font du charlatanisme ; ainsi, dans la séance générale de janvier 1837, elle blâme Macors pour ses annonces portant un cachet de charlatanisme qui jette la déconsidération sur la pharmacie. Déjà, à propos du même membre, dans la séance de janvier 1836, la Société avait adopté, sur la proposition de Parisel, un article additionnel à son règlement, par lequel « la Société avait le droit d'exclure de son sein tout membre qui aurait démérité pour une cause quelconque. »

Dans toutes les circonstances, les membres de la Société s'efforçaient de prouver par leur honnêteté qu'ils méritaient la confiance publique. Le maire de Lyon ayant, dans une proclamation lancée en 1832 à propos du choléra, paru accuser les pharmaciens de Lyon d'avoir vendu à un prix exorbitant les produits anticholériques, la Société émue protesta vivement et se rendit en corps auprès du maire pour lui démontrer que dès 1823 les pharmaciens de la ville avaient offert de délivrer les remèdes aux indigents au minimum de leur valeur, et que tous, sans exception, offraient encore de faire les premiers fonds de médicaments pour les bureaux de secours. Le maire, il faut le dire, s'empressa de remercier publiquement la Société au nom de la ville et des malheureux.

Menant de front la culture de la science et la défense des intérêts professionnels, la Société arrive à une époque où de nouveaux confrères, dont quelques-uns sont encore parmi nous, ont joué un rôle important. Vers 1840, on commence des divers côtés de notre pays à battre fortement en brèche la loi de germinal, qu'on trouve surannée, et le Congrès médico-pharmaceutique de 1845 donne le signal de l'attaque. La pharmacie lyonnaise n'est pas la dernière à entrer dans la lice; bientôt même, grâce à l'énergie de ses convictions, elle prend dans la lutte une des premières places, car elle n'ignore pas que sans se détourner de la voie de la science, elle doit tenir compte des nécessités que le combat pour l'existence rend de jour en jour plus impérieuses.

Mais bientôt la situation devient telle, que la Société reconnaît elle-même la nécessité de former une association qui prenne d'une main vigoureuse la défense des intérêts de la profession, se réservant pour sa part de continuer ses paisibles travaux; elle avait créé dès le début, comme nous le savons, un comité du contentieux, qui avait été remplacé plus tard par une commission dite de répression des abus; celle-ci avait elle-même, en 1840, cédé la place à une société de prévoyance formée entre tous les pharmaciens de la ville, mais cela ne pouvait plus suffire. Aussi en 1855, des confrères pleins d'énergie et de dévoûment forment à Lyon, par acte passé devant M⁰ Verne, notaire, une *Association civile* pour la répression des abus, à laquelle adhèrent avec enthousiasme presque tous les pharmaciens de Lyon, désireux de s'opposer à la marche des empiètements successifs qui viennent restreindre petit à petit leurs légitimes moyens d'existence.

Cette association, qui met à sa tête Crolas, le père du professeur Crolas, et qui compte parmi ses membres actifs Borivent oncle, Boissonnet, Lacroix, Grange, père de notre collègue, V. Lambert, Ferrand, Ricaux, Maury, Richard, etc., hommes zélés et ayant chacun leur originalité distincte, se met aussitôt à l'œuvre et commence, au grand mécontentement de quelques droguistes qui exerçaient illégalement la pharmacie, par obliger ces derniers à se mettre en règle avec la loi.

Un instant elle se croit assez forte pour lutter contre la pharmacie de l'Hôtel-Dieu, mais son espoir n'est pas de longue durée; comme l'association précédente, elle se trouve en présence d'un trop puissant adversaire.

Si dans le cours de son existence, la Société civile n'obtient pas le succès qu'elle pouvait espérer, elle ne rend pas moins de grands services à la pharmacie lyonnaise, non seulement par ce qu'elle a fait, mais encore par l'exemple qu'elle vient de donner, et qui ne doit pas être perdu; en effet, si elle disparaît en 1865 après quelques années de lutte, c'est pour renaître de ses cendres en 1875.

Reconstituée à cette époque pour une période de dix années, par acte passé devant Mᵉ Vachez, notaire à Lyon, la nouvelle *Société civile* ne manqua pas d'éprouver dès le début de nombreuses difficultés; elle comprit que dans la poursuite des illégalités ses efforts devaient tendre à substituer, partout où cela était possible, l'action du parquet à sa propre action, et elle eut la bonne fortune, après un certain nombre d'affaires où elle eut gain de cause, de pouvoir amener le parquet à poursuivre l'affaire importante des prête-noms. Mais la protection sur laquelle elle croyait pouvoir compter de la part soit du jury médical, soit de l'administration, ne répondit pas à son attente, et c'est vainement qu'elle adressa ses doléances, tour à tour et à diverses reprises, aux conseils municipaux et généraux, aux membres du jury médical, aux doyens de l'école, aux chefs du parquet, aux préfets du département, et jusqu'aux ministres.

Son action n'est pas cependant sans effet vis-à-vis du dispensaire. Celui-ci voulant profiter en 1876 des dispositions favorables de l'administration, avait conçu le projet d'étendre la sphère de son action auprès des indigents, en établissant des succursales dans les différents quartiers de la ville, la Société civile, avisée et soutenue par quelques journaux politiques de notre ville, parvint à faire échouer cette combinaison.

La poursuite des illégalités ne fut pas le seul sujet de ses préoccupations ; elle n'oublia pas qu'elle avait la lourde tâche d'opérer une entente à propos de la fourniture des médicaments entre les pharmaciens de Lyon et les sociétés de secours mutuels, aussi bien qu'avec la municipalité pour le service de l'assistance publique, pour le service de nuit et pour les accidents arrivés sur la voie publique. En même temps, elle rédigea un nouveau tarif devenu nécessaire, institua des prix pour les élèves en pharmacie, établit un certificat d'apprentissage susceptible de rendre, dans certains cas, service aux patrons et aux apprentis, contribua par ses démarches auprès du Conseil général à la création d'un internat en pharmacie à l'asile d'aliénés de Bron, création qui fut loin d'être étrangère à celle de l'internat en pharmacie dans les hospices de Lyon ; au sujet de ce dernier internat, nous ne pouvons ne pas mentionner un fait, qui montre les prétentions futiles et vaniteuses de certains membres du corps médical. Froissés de ce que les étudiants en pharmacie pourraient porter le nom d'interne, tout comme les étudiants en médecine qui, pourtant, ne sont pas d'une autre essence, des professeurs, se faisant l'organe de la Société médico-chirurgicale, protestèrent contre cette dénomination, et nos internes sont devenus *pharmaciens* adjoints avant même de posséder le grade de pharmacien. La Société civile s'insurgea, bien entendu, contre la prétention ridicule du corps médical, mais sans succès. Elle fut plus heureuse dans ses démarches auprès de notre Faculté mixte pour faire ajouter les mots de *pharmacie* à ceux de Faculté de médecine, qui figuraient seuls sur la façade de l'École. Comme l'association précédente, elle envoya toujours des représentants aux congrès de la profession, et elle contribua à la fondation dans notre ville d'un organe pharmaceutique.

Arrivée à sa dernière année, en 1885, elle se transforma en

Syndicat professionnel des pharmaciens de Lyon et du Rhône, afin de pouvoir jouir des bénéfices conférés par une loi récente à ces sortes de syndicats.

Pourvu d'attributions plus étendues, le nouveau Syndicat prend une allure plus vive ; pouvant intenter des actions civiles, il entame une vigoureuse campagne contre tous ceux, religieux ou laïques, qui exercent illégalement la pharmacie, et même contre les confrères qui compromettent indignement la considération de notre art. Cela ne l'empêche point de prendre une part très active à toutes les discussions concernant les intérêts de la profession, qui ont lieu au sein de l'Association générale des pharmaciens de France, à laquelle il s'est affilié, et dans le Conseil d'administration de laquelle entrent plusieurs de ses membres, Delcuvre, Ferrand et Vidal. Comme la Société civile précédente, dont il continue les bonnes traditions, il saisit toutes les occasions favorables pour faire respecter les droits qui lui sont confiés ; aussi, bien souvent il est consulté par d'autres associations similaires de notre pays, qui ont recours à son expérience.

Son existence est marquée par des succès se traduisant par les condamnations de nombreux délinquants, quelquefois même par la fermeture des officines de communautés, par ses efforts constants vis-à-vis des sociétés de secours mutuels et de l'assistance publique, par la revision réitérée du tarif, et malheureusement aussi par des déceptions. S'il ne peut supprimer les abus, ni empêcher les empiètements au gré des impatients et de ceux qui ne comprennent pas suffisamment les difficultés qu'il rencontre ; s'il n'a pas la puissance d'amener des clients à ses membres, comme quelques-uns le croyaient naïvement, il est certainement auprès des pouvoirs publics le représentant autorisé de la pharmacie lyonnaise, et on peut dire, en toute vérité, qu'il met au moins une digue au courant qui menace d'engloutir la pharmacie de notre région.

Nous risquerions de blesser de légitimes susceptibilités par un oubli involontaire, en citant les noms des confrères qui, pendant les périodes de la Société civile et du Syndicat, ont prêté ou prêtent encore, dans la mesure de leurs forces, leur concours à la Société, mais il serait injuste de ne pas faire exception pour les deux présidents Rieaux et Deleuvre, qui ont l'un et l'autre personnifié, pour ainsi dire, l'association.

Le concours de ces deux confrères, dont le premier n'est plus, hélas ! et dont le second est encore à la tête du Syndicat, a toujours été éminemment utile, grâce à leur zèle infatigable, à leur dévoûment sans bornes, et peut-être aussi à leur grande influence dans certains milieux politiques ou administratifs ; les pharmaciens lyonnais leur doivent une vive reconnaissance. Nous devons ajouter qu'ils ont trouvé constamment de précieux collaborateurs parmi les membres qui ont fait ou qui font encore partie de la Chambre syndicale, composée pour l'année 1892 de MM. Deleuvre, président ; Patel, vice-président ; Rieaux, secrétaire général ; Lavocat, secrétaire adjoint ; P. Vial, trésorier ; Desous, Fieux, Rey, Royer, de Saint-Genis-Laval, assesseurs.

Pendant que la pharmacie lyonnaise défend ses droits menacés, et sauvegarde ses intérêts par l'intermédiaire du Syndicat, son gardien vigilant, elle prend, par sa *Société de l'Est*, que nous allons faire connaître, une grande part au mouvement concernant les intérêts généraux de la profession, qui agite toutes les associations pharmaceutiques de notre pays.

Fondée à Vienne en 1847 par quelques pharmaciens de cette ville, parmi lesquels nous devons citer Viguier, Breton, Hugerot, Bergeron, cette Société, qui avait pour but : 1° *d'établir et de resserrer les liens de bonne confraternité entre tous les pharmaciens ; 2° de discuter tout ce qui a trait aux intérêts scientifiques et professionnels; 3° de s'occuper de la répression des abus, et d'invoquer au besoin le concours de l'autorité et l'application de la loi*, et qui prit pour titre : *Société d'émulation et de prévoyance*, transporte en 1856 son siège à Lyon, et tient des séances semestrielles au palais Saint-Pierre. C'était de la part de nos confrères viennois une marque de déférence à l'égard de la pharmacie lyonnaise, puisqu'ils la jugeaient digne de marcher à leur tête.

Cette Société devait jouer par la suite un grand rôle : bientôt une dizaine de départements n'hésitent pas à se ranger sous sa bannière, et en 1862, elle compte jusqu'à 155 membres titulaires; dès lors son action devient considérable, et ce n'est pas sans raison qu'elle prend pour emblème sur ses jetons une ruche d'abeilles entourée d'appareils de chimie et de pharmacie.

Législation pharmaceutique, école de pharmacie, internat dans les hôpitaux, certificat d'apprentissage, stage des élèves et examen de validation de stage ; aperçus économiques, tarifs, spécialités, assistance des veuves et des orphelins des pharmaciens, voilà tout autant de questions qu'elle aborde, et qu'elle discute dans ses réunions, où un grand nombre de confrères lyonnais et des départements voisins viennent porter leur contingent de lumière et d'expérience. Elle s'occupe un instant d'une caisse de retraites, et elle jette les bases d'une association destinée à permettre aux praticiens de se passer des intermédiaires pour l'achat des drogues. Ce rêve exposé, comme nous l'avons vu en 1828, à la Société de pharmacie, et caressé dans le moment par un certain nombre de membres, parmi lesquels nous citerons Boissonnet, Borivent oncle, Richard, Viguier, Crolas, Breton et Trouillet de Grenoble, Mouchon, Ferrand, Simon, Guillermond, V. Lambert, Grange, Maury, Ricaux, le père de notre collègue, etc., reçoit un commencement d'exécution.

A la suite d'un accord intervenu, après de nombreux pourparlers, entre la Société de l'Est et la Pharmacie centrale de France, représentée par Dorvault, une fusion s'opère, et une succursale de la Centrale est établie à Lyon avec Richard pour directeur ; mais l'entente ne devait pas durer longtemps. L'habileté commerciale de nos confrères de Paris finit par l'emporter, malgré une résistance énergique opérée par les délégués lyonnais V. Lambert, Trouillet, Ferrand, Maury, et en dépit des promesses faites, l'action de la Société de l'Est est annihilée au profit de la Pharmacie centrale, dont toute la puissance réside désormais à Paris.

Ce qui a contribué le plus à donner du relief à la Société de l'Est, c'est la création des assises professionnelles qui, sous le nom de Congrès pharmaceutiques, devaient agiter la pharmacie française. C'est en effet de la Société de l'Est que part l'idée des congrès qui ont donné naissance à l'Association générale des pharmaciens de France, et c'est chez elle que se tient, le 19 octobre 1857, le premier congrès pharmaceutique.

Depuis 1845, la profession réclamait à grands cris une nouvelle loi, et de temps en temps les pouvoirs publics mettaient la question à l'ordre du jour. Dès ce moment, toutes les sociétés de pharmacie de France se concertent pour obtenir satisfaction, et s'imposent même des sacrifices pour envoyer des délégués à ces assemblées périodiques, qui se tiennent alternativement sur tous les points du pays, et dont la Société de l'Est a eu la primeur. Celle-ci fait entendre sa voix dans le concert, et y prend même une bonne place ; l'un des siens, Viguier, préside le Congrès national tenu en 1867 à Paris, et ses délégués Ferrand et Vidal ont plusieurs fois l'honneur de la présidence ou de la vice-présidence.

Un grand nombre de sociétés, moins importantes par le nombre ou trop éloignées de la capitale, telles que la Société de l'Aveyron, présidée depuis plus de trente ans par l'honorable M. Albenque, les Sociétés du Sud-Ouest, de Vaucluse, du Gard, de l'Eure, de la Nièvre, de la Loire, de la Côte-d'Or, lui confient parfois le soin de défendre leurs idées, et de faire valoir leurs aspirations, soit dans les congrès, soit au sein de l'Association générale qui les a remplacés. Quelques-unes, comme la Société de la Côte-d'Or, par l'organe de son savant secrétaire, M. Kauffeisen, et la Société de la Loire par celui de M. Chevret, l'engagent à se mettre à la tête d'une fédération régionale. Plusieurs membres influents de la Société, Jullien et Estragnat, se font les défenseurs ardents de cette proposition, qui aurait été acceptée par tous, si quelques-uns n'avaient pas craint que la pharmacie lyonnaise pût être soupçonnée de lever un étendard contre l'Association générale, et de provoquer une scission au moment où un projet de loi sur la pharmacie venait d'être déposé par les pouvoirs publics sur les bureaux des Chambres législatives.

Parmi les questions brûlantes qui n'ont pas encore cessé

de passionner le corps pharmaceutique, une des plus importantes, celle de la *spécialité*, a fixé d'une manière toute particulière l'attention de la Société de l'Est La généralité des pharmaciens jugeaient avec raison que le règne de la spécialité amènerait la décadence de la pharmacie. C'était aussi l'opinion de la Société de l'Est, qui combattit la spécialité avec toute l'énergie que donne une conviction sincère, d'accord en cela avec la plupart des Sociétés pharmaceutiques de la province.

C'est à tort que quelques-uns ont pu insinuer que les pharmaciens lyonnais sont imbus, au point de vue professionnel, d'idées rétrogrades; ces derniers ne méconnaissent point le mérite ni la valeur d'une découverte scientifique ou d'un procédé de perfectionnement, dont il est juste que les auteurs tirent profit; leur. campagne n'a eu 'pour but que de s'opposer à l'extension de la réclame et de la publicité, qui ne devait pas tarder à devenir dévergondée au préjudice de la considération de la pharmacie.

Quoi qu'il en soit, si la Société de l'Est a le regret de voir la spécialité triomphante et la réclame poussée aux plus extrêmes limites, elle peut éprouver la satisfaction d'avoir prêté, soit dans les congrès, soit dans les réunions suivantes, un utile concours pour l'élaboration d'un projet de loi sur la pharmacie et pour tout ce qui concerne l'amélioration de notre art.

Cette Société n'a point négligé pour cela l'étude de la science : dans chaque séance, plusieurs de ses membres faisaient des communications scientifiques intéressantes.

Pour en donner une idée, je n'aurais qu'à citer les travaux et les rapports importants consignés dans ses comptes rendus de Mouchon (de Lyon); de Breton (de Grenoble); de Thibault et de Guinard (de Saint-Étienne); de Lacroix et de Batillat (de Mâcon); de Larbaud (de Vichy); de Mehu (de Villefranche); de Davallon, de Viguier, de V. Lambert, de Richard, de Rieaux, de Maury, de Vidal, de Patel, de Chappelle, de Deleuvre, etc., et de son infatigable secrétaire Ferrand, qui pendant près d'un quart de siècle a été l'âme de la Société.

De nombreux et savants correspondants : Calvert, de Manchester; Durando, professeur à Alger; Andouard, professeur à Nantes; Perrens, professeur à Bordeaux; Filhol, de Toulouse; Grandval, de Reims; Lepage, de Gisors; Henrot, de Reims; Aubergier, de Clermont-Ferrand; Dorvault, de Paris; Timbal-Lagrave, de Toulouse; Schœuffèle père et fils, de Paris; N. Gilles, professeur à Bruxelles; Ménière, d'Angers; Albenque, de Rodez; van de Vyvere, Cretteur et Reding, de Bruxelles; Werrhassel, d'Anvers, etc., n'ont pas dédaigné d'entrer dans ses rangs.

Mais la Société de l'Est devait, comme toutes les institutions, disparaître après avoir eu un brillant apogée. D'une part, la loi sur les syndicats professionnels, en provoquant des associations dans chaque département, ne lui permettait plus de recruter de nouveaux membres parmi les confrères voisins; d'autre part, le Syndicat de Lyon et du Rhône, spécialement créé pour défendre les droits et les intérêts de la profession, et la Société de pharmacie, dont les travaux scientifiques constituent le lot, suffisent amplement pour représenter la pharmacie lyonnaise dans les conditions actuelles. Toutefois en disparaissant, elle lègue son esprit et ses traditions aux sociétés qui lui survivent, en même temps qu'elle laisse un souvenir durable de son existence et qu'elle emporte l'estime de ses adversaires.

Elle a voulu laisser encore en mourant un témoignage de reconnaissance vis-à-vis de notre honoré maître Et. Ferrand, qui a été pendant longtemps l'un de ses plus fermes soutiens; à cet effet, par les soins de son bureau, elle a fait transformer un certain nombre de ses jetons en une superbe médaille commémorative que ses dignitaires, MM. Deleuvre, Patel, Chappelle et Fieux ont été chargés d'offrir à notre distingué collègue, que la mort devait ravir quelques jours après.

Nous avons laissé la Société de pharmacie de Lyon vers 1840, il est juste d'y revenir un instant, d'autant plus que cette époque rappelle les noms de Bussy et de Claude Bernard, dont la pharmacie lyonnaise a le droit d'être fière.

C'est en effet, en 1840, que Bussy a adressé à la Société

son travail sur l'existence de l'iode dans les produits de la combustion de la houille. Bien que né à Marseille, Bussy était Lyonnais par sa famille, par le cœur et par son instruction, car c'est au lycée de Lyon qu'il a fait ses brillantes études et c'est dans une pharmacie de cette ville qu'il est resté élève pendant trois ans. Aussi Bussy aimait beaucoup Lyon qu'il n'a jamais oublié ; peu d'années avant sa mort, voulant honorer en la personne de son délégué la pharmacie lyonnaise qui a fourni, dit-il, les de Jussieu à la science, il nous fit l'insigne honneur de nous inviter à occuper son fauteuil de président, dans une séance de l'*Union scientifique des pharmaciens de France* dont il était le fondateur, et c'est avec joie qu'il nous entretint un instant de ses contemporains de Lyon encore vivants.

Tous les pharmaciens doivent connaître les travaux remarquables de l'ancien directeur de l'école de pharmacie de Paris, que le savant rédacteur du *Journal de Pharmacie et de Chimie*, M. le professeur Riche a exposés dans une touchante notice biographique, ainsi que ses mérites privés et professionnels, retracés par M. Planchon, son successeur, après notre éminent maître M. Chatin, dans la direction de l'École. Nous avons donc le droit de revendiquer comme notre concitoyen, ce maître illustre de la profession.

Claude Bernard, aussi, appartient à la pharmacie lyonnaise ; né à Saint-Jullien, près de Villefranche-sur-Saône, il commença dans une pauvre pharmacie d'un faubourg de Lyon, à Vaise, ses études qui devaient le conduire si haut. L'humble titulaire de cette officine ne se doutait pas, sans doute, que son élève deviendrait un jour, une des plus pures gloires médicales de notre époque.

Si tous les membres de la Société ne pouvaient aspirer à des rôles si élevés, ils ne se rendaient pas moins utiles dans une sphère qui, pour être plus modeste, n'est pas sans mérite. Aussi en 1840, la Société fut invitée par la Société de médecine de notre ville, à prendre part à la rédaction d'un journal que celle-ci se proposait de publier sous le titre de *Journal de la Société de Médecine et des Hôpitaux de Lyon*. Quelques membres, Mouchon entre autres, furent d'avis qu'il fallait accepter l'offre, à la condition que le titre du journal indiquerait la part prise par la Société de pharmacie et que celle-ci aurait une place plus large que celle qui lui était offerte pour l'insertion de ses travaux. Mais l'entente ne put avoir lieu, et tout bien considéré, la Société déclina la proposition, ne trouvant pas suffisants les avantages présentés.

C'est que les travaux de la Société étaient nombreux, grâce à l'activité et à la science d'un certain nombre de membres, notamment de Davallon, de Parrayon, de Mouchon, de Guillermoud, dont les travaux sont connus, d'Ormancey qui s'occupait spécialement des eaux minérales et qui en avait présenté une nouvelle classification, et de bien d'autres ; tous ces membres apportaient constamment des notes originales, fruit de leurs observations, ayant trait à la pharmacie, à la chimie, à la toxicologie et à l'hygiène. A ces travaux, il faut ajouter les mémoires adressés par de nombreux et savants correspondants, parmi lesquels nous devons signaler, outre Boullay, Cluzel, Parmentier, Fourcroy, Planche, Gay, Cap, Chevallier, Robinet déjà cités, Virey, de Paris ; Cortembert, de la section des sciences, arts et belles-lettres ; Saxe, d'Annecy ; Pasquier, de Liège ; Lecoq, de Clermont–Ferrand ; Riche, de Paris ; Fauré, de Bordeaux ; Schœuffèle, de Strasbourg ; Bonnevin, de Bruxelles ; Armengaud qui lui avait envoyé 55 magnifiques échantillons de minéralogie ; Bodart, de Tours, etc., etc.

Comme on le voit, la considération ne lui manque pas ; aussi en 1845, le ministre de l'instruction publique lui demande des renseignements sur ses travaux et de nombreuses sociétés témoignent le désir d'entrer en communication avec elle. La Société poursuit son existence avec une alternative de prospérité dans les moments où le nombre de ses membres s'élève de trente-cinq à quarante, où, en plus des travaux scientifiques, chacun se fait un devoir d'apporter aux séances des préparations destinées à contrôler l'exactitude des formules insérées dans les publications professionnelles ou à remplacer les spécialités qui commencent à prendre une grande extension, et de découragement lorsque son président, M. Mouchon, est obligé de stimuler le zèle des travailleurs endormis, lorsque la Société inflige une amende à ceux qui ne présentent pas le compte rendu des journaux qui leur sont confiés.

Bientôt une nouvelle génération vient combler les vides faits par la disparition des anciens. Poncet, Crolas, Vézu, Grange, Rieaux, Ferrand, Arnold, Maury, V. Lambert, Vidal et d'autres, entrent à leur tour dans la Société pour porter leur pierre à l'édifice commun, en attendant qu'ils cèdent eux-mêmes la place à une pléiade de jeunes travailleurs qui en forment aujourd'hui le noyau.

Comme leurs prédécesseurs, les membres de cette généra-tion, font leurs efforts pour mener de front l'étude de la science et la défense de leurs droits, ils communiquent dans chaque séance des travaux originaux, ou ils présentent des rapports intéressants qui donnent lieu à des observations cri-tiques, mais en même temps ils ne manquent pas, à l'occa-sion, de sauvegarder le prestige de leur association, c'est ainsi que par l'organe de M. V. Lambert, la Société s'élève vivement contre la *France médicale* qui avait publié une violente diatribe relativement à l'institution des chambres dis-ciplinaires, réclamées aujourd'hui par la pharmacie pari-sienne elle-même, dans laquelle diatribe la Société de Lyon était particulièrement prise à partie; c'est ainsi qu'elle fait tirer à part et adresser à tous les journaux de la région et à toutes les sociétés pharmaceutiques, un article de la *Gazette médicale de Lyon*, demandant l'interdiction de l'affichage des annonces de remèdes secrets; ce sont là les principes de travail et de probité que ses délégués ont toujours sou-tenus dans nos congrès professionnels et qu'elle a transmis à la génération actuelle.

Nous ne parlerons pas des travaux de celle-ci publiés depuis 1879 dans le *Bulletin de pharmacie de Lyon*, lais-sant à chacun le soin de les apprécier; nos éloges pour-raient être taxés de partialité, toutefois nous ne pouvons nous dispenser de dire, que les travaux originaux, qu'il serait trop long d'énumérer, de chimie pure de Cazeneuve, Cotton et A. Lambert (de Bron), d'hygiène publique ou industrielle de Ferrand et Vidal, d'urologie de Chappelle et Guérin, que les travaux de pharmacie pratique et les intéressants rapports de Cotton, Crolas, Chappelle, Ferrand, Fournie, V. Lambert, A. Lambert, Larochette, Muller, Patel, Royer et Vidal, etc., que les analyses critiques de F. Grange et les communications scientifiques du secrétaire général Lambert (de Bron) ont occupé ou occupent fructueusement ses séances et lui donnent une bonne place parmi les sociétés pharmaceutiques de notre pays.

S'inspirant de ses devancières, la Société actuelle s'est toujours associée à toutes les mesures susceptibles de relever le prestige de la profession. Durant l'existence de l'*Union scientifique des pharmaciens de France*, elle n'a point négligé de lui communiquer l'exposé annuel de ses travaux ; déjà en 1872, elle avait accepté de prendre part au *Congrès médical* tenu à Lyon, et ses délégués Maury et Vidal ont fait partie du comité d'organisation de ce Congrès, qui a voté quelques-uns de ses vœux ; lors de l'Exposition internationale tenue à Paris en 1889, elle a été représentée à la *Section scientifique de la pharmacie française*, organisée par M. André Pontier, et au *Congrès international d'hygiène*, par ses membres Ferrand et Vidal ; plusieurs des siens font partie du Conseil central d'hygiène du Rhône, ou prêtent à la justice, en qualité de chimistes-experts, le concours de leur talent, et c'est dans son sein que sont choisis généralement les pharmaciens qui composent les jurys des examens de validation de stage.

Antérieurement, ses membres Parrayon, Davallon, Poncet, Vézu, avaient fait partie du jury médical jusqu'en 1859, époque à laquelle ce jury fut supprimé, et l'inspection confiée aux membres du Conseil d'hygiène. La transformation de notre École en Faculté, survenue depuis lors, a rendu obligatoire la nomination des professeurs de la Faculté en qualité d'inspecteurs de nos officines, et c'est pour cela que nous voyons figurer successivement, à ce titre, les noms des professeurs Cauvet, Cazeneuve, Crolas et Florence, qui sont tous pharmaciens.

La Société n'ignore pas que si la Faculté de Lyon, avec la belle installation de ses laboratoires, peut faire de brillants chimistes, des pharmaciens théoriquement experts, il lui est impossible, de même qu'aux autres Facultés mixtes, de préparer dans l'état actuel de leur organisation et tant que l'enseignement pharmaceutique ne sera pas distribué dans une école ou une faculté spéciale, de bons praticiens capables de diriger convenablement une officine ; aussi, dans le but de remédier à cette lacune, elle avait institué des examens de fin de stage, avant que les examens de validation fussent rendus obligatoires ; elle a demandé la première, dans son *Bulletin de juillet-août* 1887, l'institution d'un cahier de laboratoire qui s'imposera un jour ; elle distribue chaque année des prix et des encouragements aux élèves laborieux qui prennent part à ses concours scientifiques de plus en plus appréciés ; elle n'a cessé de réclamer de toutes ses forces le relèvement de la profession par l'élévation progressive du niveau des études scientifiques et littéraires, bien convaincue que la culture de l'esprit et la supériorité de l'intelligence exercent une grande influence sur la dignité de l'individu.

Mais pour avoir, dans la mesure de ses moyens, plus de chances d'obtenir un bon résultat, il importait que la Société pût donner de la publicité à ses actes par la création d'un organe périodique. Du reste, cette nécessité avait été reconnue depuis longtemps ; en effet, en 1838, la proposition de fonder un journal fut étudiée par la Société, et en 1840 plusieurs membres renouvelèrent la proposition. Si, à cette époque, le projet ne fut pas mis à exécution, c'est uniquement à cause de l'exiguïté des ressources pécuniaires de la Société.

Depuis lors, quelques tentatives privées ont été faites : en 1875, parut à Lyon, le *Pharmacologiste*, rédigé par un médecin étranger, le Dr Luppi. Cette publication, qui avait pour but, a-t-on dit, la défense d'intérêts particuliers, n'eut qu'une existence éphémère ; elle disparut à la fin de la même année.

Un journal plus important, *la Pharmacie de Lyon*, fut créé à la même époque par un groupe de pharmaciens lyonnais, ayant pour chefs Abonnel et Jullien. Cette publication n'étant pas l'organe officiel d'une société, et se trouvant par conséquent affranchie de tout lien, avait un certain brio d'indépendance qui n'était pas sans saveur. Son existence ne fut que de deux années, on a pu regretter sa disparition, car elle avait à sa tête deux vaillants lutteurs.

Nous avons vu naître l'*Avenir pharmaceutique*, remplacé par *le Progrès pharmaceutique*, qui sont morts peu après avoir reçu le jour ; *l'Avenir pharmaceutique* a fait ensuite une nouvelle apparition ; mais cette dernière ne paraissant qu'à de très rares intervalles, si toutefois elle n'a pas cessé d'exister, ne peut avoir l'importance d'une publication régulière.

La Société de pharmacie de Lyon, celle de l'Est et le Syndicat du Rhône, comprenant l'utilité d'un organe spécial qui donnerait un corps à leurs travaux et plus de force à leurs réclamations, ne reculèrent pas devant des sacrifices et s'unirent en 1879 pour créer, sous la direction d'un de leurs membres M. Vidal, *le Bulletin de pharmacie de Lyon*. Ce bulletin parvenu à la quatorzième année de son existence a pu, grâce au zèle des sociétaires et à l'importance, à titres divers, de leurs travaux, se faire une place honorable dans la presse professionnelle : c'est par lui que les actes des sociétés pharmaceutiques de Lyon ne restent plus confinés dans la salle de leurs séances et acquièrent ainsi plus d'importance.

Nous avons peine à comprendre que cette Société de pharmacie n'ait pas la bonne fortune comme celles de Paris, Bordeaux, Toulouse et bien d'autres de compter parmi ses membres les pharmaciens professeurs de nos Facultés et les pharmaciens des hôpitaux civils et militaires de notre ville. Membres d'une même famille professionnelle, n'avons-nous pas tous intérêt, malgré la diversité de nos situations et de nos fonctions, à en augmenter le prestige et la prospérité ?

Tous ces confrères lui apporteraient certainement un fort contingent de travaux, qui, tout en profitant à la profession, feraient briller la Société d'un vif éclat et pourraient lui permettre de demander un jour avec quelques chances de succès la faveur accordée aux sociétés de Paris et de Bordeaux d'être reconnue en qualité d'établissement d'utilité publique. Il faut espérer que ces confrères bien inspirés voudront tôt ou tard faire bénéficier la Société du fruit de leurs travaux et qu'ils accepteront d'entrer dans son sein où ils seront sûrs d'occuper les premières places.

Afin d'arriver plus facilement à ce résultat, la Société de pharmacie de Lyon vient encore une fois de modifier son règlement; elle y a introduit quelques modifications qui rendront facile l'admission de confrères incertains d'une longue résidence à Lyon et qui, tout en réservant les places vacantes aux travailleurs et aux membres honorables de la profession, lui permettront d'écarter ceux qui seraient tentés d'oublier les principes professionnels qu'elle a toujours hautement proclamés et défendus.

Désormais, le nombre des membres titulaires est limité; les professeurs de nos Facultés et les pharmaciens des hôpitaux militaires de notre ville pourront devenir sur leur simple demande membres associés; la Société aura le droit d'exclure tout membre qui, par des actes blâmables ou de charlatanisme, pourrait en compromettre la considération; c'est là, comme on le voit, une importante réforme.

La Société de pharmacie de Lyon, dont le bureau est actuellement composé de : MM. S. Cotton, président; L. Muller, vice-président; A. Lambert (de Bron), secrétaire général: F. Grange, secrétaire archiviste, et H. Rieaux, trésorier, mérite d'être soutenue, parce que depuis 1806 elle a surmonté tous les obstacles malgré la faiblesse numérique de ses membres, résisté à toutes les défaillances et conservé intactes les traditions de dignité, de probité et de travail de nos ancêtres.

Nous ne pouvons terminer cette revue rétrospective des faits et gestes de la pharmacie à Lyon jusqu'à ce jour, sans dire un mot de sa situation actuelle au point de vue de ses intérêts matériels.

De tout temps, comme nous l'avons vu, depuis les apothicaires de l'ancienne corporation jusqu'aux pharmaciens d'aujourd'hui, tous ont exhalé de vives plaintes; sans doute nos

devanciers lyonnais avaient leurs intérêts gravement com-
promis par l'exercice illégal de la pharmacie ; ils avaient à
soutenir de grandes luttes avec l'Hôtel-Dieu, avec les communautés, avec les épiciers, mais ils n'avaient pas à subir
en outre, comme ceux de nos jours, cette concurrence effrénée,
cet avilissement des prix, cette publicité dévergondée, qui
sont le fait de quelques membres peu intéressants de la profession vis-à-vis desquels nos associations ne sont pas
armées, comme autrefois, par leurs règlements.

Et puis, combien les temps sont changés ! Tandis que la
population de notre ville reste à peu près stationnaire, le nombre des pharmaciens augmente dans une proportion démesu-
rée, par suite de la création de la Faculté qui en retient un
grand nombre à Lyon, de l'attrait d'une grande ville et de l'espoir, le plus souvent trompeur, d'une prompte réussite. Tous
les quartiers de la ville, sans exception, sont envahis par les
officines à tel point qu'on en trouve côte à côte à tous les
pas. Dans le principe, il existait à Lyon une vingtaine de
maîtres, plus tard, il y en eut trente, puis quarante ; actuellement, c'est par centaines qu'on les compte, puisque le
Syndicat qui est loin de les réunir tous, en renferme déjà à
lui seul plus de cent, chiffre auquel il faut ajouter celui des
non adhérents encore nombreux et celui des pharmaciens qui
sont à la tête des officines des hospices ou des pharmacies à
prête-nom, ce qui fait un total pas mal élevé.

D'un autre côté, la situation économique de notre ville s'est
profondément modifiée ; l'industrie qui forme la principale
source de sa richesse s'est en grande partie déplacée pour se
fixer à la campagne, dès lors les ouvriers de la ville, que cette
industrie faisait vivre et qui à leur tour étaient, en cas de
maladie, un élément important des ressources de notre profession, se sont groupés en sociétés coopératives ou de secours
mutuels de plus en plus exigeantes, qui imposent aux pharmaciens des conditions onéreuses ; de plus, une grande partie
de ces ouvriers sont forcément secourus soit par le dispensaire, soit par l'assistance publique, pour le compte de laquelle la fourniture des médicaments délivrés aux indigents

a été enlevée aux pharmaciens, malgré la résistance du Syndicat, pour être donnée à la pharmacie de l'Hôtel-Dieu.

Ce n'est pas tout, la pharmacie illégale fleurit à Lyon de plus belle; l'Hôtel-Dieu, le dispensaire, les communautés religieuses, les herboristes, vendent des médicaments à tour de bras, à la face du jury médical impuissant, du parquet peu favorable et font une large brèche aux modestes revenus des pharmaciens. Si ceux ci pouvaient, au moins, acquérir l'influence que donne une situation politique, devenir députés, conseillers généraux ou municipaux, maires, comme c'est le cas pour un grand nombre de médecins, ils pourraient obtenir la suppression de ces abus, mais forcés par leur profession d'avoir une vie sédentaire, ils ne peuvent ou ne veulent se mettre au premier rang, qu'ils auraient d'ailleurs parfaitement le droit d'occuper comme les autres; or, comme on le sait, les absents ont toujours tort.

Il faut encore ajouter que la vieille pharmacologie disparaît pour faire place à la spécialité désastreuse pour la grande majorité des praticiens et aux produits chimiques, dont la période de faveur, toujours éphémère, a pour principal résultat d'encombrer les officines avec les spécialités et de faire disparaître les laboratoires; sans compter que les bourgs et les villages des environs qui apportaient aux pharmaciens de la ville un fort contingent de revenus, possèdent tous maintenant une ou plusieurs officines.

A ces causes, il faut en ajouter une autre, qui est ni la moins considérable ni la moins triste, et qui émane de quelques pharmaciens devenus les propres artisans de la ruine de leur profession.

L'un, prenant pour tremplin de son charlatanisme les spécialités ou les eaux minérales, affiche partout qu'il vend des médicaments à bas prix comme dans les bazars; l'autre, de même que le plus vulgaire des marchands, fait distribuer sur la voie publique, dans les carrefours, dans les lieux de réunion, à domicile, des almanachs et des journaux illustrés *ad hoc* ou des prospectus quelquefois immoraux dans lesquels, non content de déprécier les capacités de ses confrères, il prétend que lui seul est capable de donner, presque pour rien, des médicaments de bonne qualité ; il en est qui poussent l'indélicatesse professionnelle jusqu'au point d'offrir aux sociétés de secours mutuels ou aux bureaux de bienfaisance de leur fournir des médicaments avec un rabais de quinze à vingt pour cent sur les prix portés au tarif des indigents.

Les uns et les autres, alléchés par le succès de quelques officines à grosses réclames et à ronflantes enseignes, se lancent à leur tour et finissent souvent, comme nous en sommes les témoins à Lyon, par l'inévitable faillite, après avoir fait sans profit un mal irréparable à la pharmacie lyonnaise. On peut presque prédire un insuccès à ceux qui agissent ainsi, parce que les pharmaciens ne sont pas assez versés dans le négoce pour faire de bons commerçants, d'ordinaire ils ne savent tenir compte ni de l'augmentation incessante des charges qui les écrasent, ni du luxe obligé de toute installation nouvelle. L'agencement des officines a changé d'allures à Lyon comme partout, nous ne sommes plus à l'époque où l'on voyait dans la boutique de l'apothicaire, au milieu des pavots et des sacs pleins de fleurs ou de racines, la cornue de verre au ventre rebondi placée sur un fourneau d'alchimiste et les grands mortiers en bronze ornés de cariatides pharmaceutiques ; le regard n'aperçoit plus, suspendus au plafond, la salamandre et les animaux fantastiques dont la vue en imposait aux crédules, ni la légendaire vipère ; on n'y trouve plus les bustes de saint Cosme ou de saint Nicolas, protecteurs de la pharmacie, et la statuette de sainte Madeleine, gracieuse patronne de nos ancêtres professionnels, ne trône plus sur la cheminée, ayant à ses pieds un chat majestueux et somnolent qui seul pourrait, d'après les plaisants malins, « expliquer au pharmacien le griffonnage du médecin ». Les pots à électuaires en vieille faïence, jadis alignés sur des étagères en forme de niches, sont relégués désormais au-dessus d'une corniche poudreuse, s'ils n'ont pas été livrés aux mains des antiquaires ; les boiseries aux fines sculptures, représentant la science sous des figures allégoriques, comme on en voit encore un curieux spécimen à la pharmacie de la Charité de notre ville qui est un vrai bijou artistique, ont complètement disparu. La devanture de nos pharmacies s'est modernisée à Lyon, et si ce n'était pour quelques-unes l'éclat de grands vases aux couleurs éclatantes, et pour quelques autres la traditionnelle lanterne bleue ou verte placée au-dessus de la porte, on pourrait aisément les confondre avec des établissements de parfumerie ou de produits comestibles. Quelques pharmacies-drogueries se distinguent encore dans la rue Lanterne par leurs enseignes du dragon, de la licorne, de l'ours blanc, tandis que d'autres à grand tapage prennent le nom du serpent, de la sirène, de l'éléphant, du léopard, ou de tout autre animal symbolique.

Pourtant, il ne faudrait pas en pessimiste exagérer la situation, prétendre que la pharmacie est la seule profession qui ait à se plaindre, croire que tout est perdu. Certes, elle est malade, bien malade, mais quand on entend les doléances des médecins, des avocats, des notaires, pour ne citer que les professions libérales, on reconnaît que le vieux dicton « nemo contentus sua sorte » est toujours vrai. La médecine, qui est notre plus proche voisine, a aussi ses déboires et ses tribulations; elle possède, comme la pharmacie, ses besogneux, ses faiseurs et ses charlatans. Il n'y a pas bien longtemps, des médecins de notre ville n'ont-ils pas essayé, de concert avec des rebouteurs et des pédicures, de distribuer d'immenses affiches-réclames chez les pharmaciens et dans les gares des chemins de fer ?

On peut dire, du reste, que la pharmacie n'est pas plus heureuse dans les autres villes de notre pays et même à l'étranger. Les plaintes exprimées chaque jour par les journaux professionnels de Paris et de la province, ainsi que par les publications étrangères, en sont la preuve manifeste.

Il est fort probable que, malgré la crise très pénible qu'elle subit, et malgré les officines à grand rabais, la pharmacie lyonnaise continuera modestement son existence comme par le passé, se bornant à apporter aux praticiens instruits et honnêtes, à défaut de la fortune, la considération et l'estime de la partie éclairée de notre population. La pharmacie ne peut disparaître complètement, car quoi qu'on dise, quoi qu'on fasse, *elle est absolument nécessaire*, et le bien sort quelque fois de l'excès du mal.

Nous ne savons si la nouvelle loi, réclamée depuis 1825 par les sociétés lyonnaises, d'accord avec les autres associations pharmaceutiques, et soumise actuellement aux pouvoirs législatifs, aura une influence heureuse ou néfaste sur la pharmacie et modifiera sa situation; l'avenir seul pourra nous l'apprendre.

Pour notre part, nous bornons là ce travail que nous n'a-vons nullement la prétention de présenter comme l'histoire complète de la pharmacie à Lyon; ce n'est, en effet, qu'un long exposé de l'origine et du développement des sociétés pharmaceutiques lyonnaises. Puisse-t-il, néanmoins, offrir quelque intérêt à ceux de nos confrères dont l'esprit n'est pas totalement absorbé, malgré les exigences de la vie, par le côté commercial de leur profession !